国家癌症中心肿瘤专家答疑丛书

应对 肝癌 专家谈

ZHUANJIATAN

YINGDUIGANAI

蔡建强 主编

中国协和医科大学出版社

图书在版编目（CIP）数据

应对肝癌专家谈／蔡建强主编. —北京：中国协和医科大学出版社，2013.10

（国家癌症中心肿瘤专家答疑丛书）

ISBN 978-7-81136-924-3

Ⅰ. ①应…　Ⅱ. ①蔡…　Ⅲ. ①肝癌-诊疗　Ⅳ. ①R735.7

中国版本图书馆 CIP 数据核字（2013）第 178051 号

国家癌症中心肿瘤专家答疑丛书

应对肝癌专家谈

主　　编：蔡建强
责任编辑：吴桂梅

出版发行：**中国协和医科大学出版社**
（北京东单三条九号　邮编 100730　电话 65260378）
网　　址：www. pumcp. com
经　　销：新华书店总店北京发行所
印　　刷：北京佳艺恒彩印刷有限公司

开　　本：710×1000　　1/16 开
印　　张：15.5
字　　数：170 千字
版　　次：2014 年 4 月第一版　　2015 年 11 月第二次印刷
定　　价：29.80 元

ISBN 978-7-81136-924-3

国家癌症中心肿瘤专家答疑丛书

编辑委员会

顾　　问：

国家癌症中心肿瘤专家答疑丛书

应对肝癌专家谈

主　编：蔡建强

副主编：毕新宇　赵建军　刘德忠

编　者（按姓氏笔画排序）：

王　力　王　铸　王子平　王珊珊　王海燕

王维虎　王懋杰　车轶群　丛明华　叶霈智

田爱平　乔友林　刘　炬　刘　敏　刘　鹏

刘跃平　吕　宁　孙　莉　朱　宇　毕新刚

许潇天　闫　东　齐　军　吴　宁　吴秀红

吴宗勇　吴晓明　张海增　张燕文　李　宁

李　原　李　槐　李　聪　李树婷　李彩云

李喜莹　李智宇　杨宏丽　周冬燕　周健国

周海涛　易俊林　郑　闪　郑　容　姚利琴

姚雪松　宣立学　赵方辉　赵东兵　赵　宏

赵京文　赵国华　赵维齐　徐　波　徐志坚

耿敬芝　袁正光　高　佳　阎　涛　黄　振

黄初林　黄晓东　彭　涛　董莹莹　董雅倩

蒋顺玲　韩　玥　韩彬彬　魏葆珺

序

　　近些年来，随着我国的城镇化和人口老龄化不断加快，"癌症"这个词汇越来越频繁地出现在各种媒体，成为大众关注的话题。据统计，从世界范围来看，癌症发病率约以年均 3% 左右的速度递增，现已成为人类第一位死因。《2012 中国肿瘤登记年报》统计，我国每年新发癌症病例 350 万，约 250 万人被癌症夺去生命。今后 10 年，中国的癌症发病率与死亡率仍将继续攀升。癌症耗费了大量的卫生资源，给整个社会造成了巨大的压力，也给癌症患者和家庭带来了身体上和精神上的痛苦以及沉重的经济负担。由于大多数晚期癌症疗效欠佳，所费不菲，这使得大众误以为所有的癌症都难以治愈且代价高昂，由此对癌症产生了恐惧心理。然而事实上并非如此，国际抗癌联盟（UICC）2010 年发表的研究结果，1/3 的癌症是可以预防的，1/3 的癌症是可以治愈的。如果能做到积极预防、及早发现、规范治疗，大多数癌症是有希望治好的。

　　在这场人类与癌症之间展开的没有硝烟的战斗中，仅仅凭借医务人员的努力是远远不够的。作为抗击癌症的主力军，医务人员不仅需要在治疗病患方面尽心竭力，还要将正确的抗癌知识通过各种形式的科普宣传与社会各界所有关心抗癌事业的人士分享，让更多的人正确的认识癌症。要将全社会各个层面的医疗活动的参与者都吸引到这个抗击癌症的队伍中来，政府、社会、防治机构、医务人员、研究人员、患者和家属，以及各界的热心人士携手并肩，汇聚力量，共同抗击癌症。

　　中国医学科学院肿瘤医院作为国家癌症中心的依托机构，拥有专业的医疗团队和先进的医疗水平，在肿瘤预防、肿瘤研究、早诊早治、多学科综合治疗等领域都做了大量的工作，取得了很多成绩。中国医学科学院肿瘤医院很早就认识到肿瘤防治需要社会的广泛参与，认识到防癌科普宣传的重要意义，长期以来不遗余力的通过报纸、电视、出版物、公益活动等多种形式普及癌症的防治知识。《国家癌症中心肿瘤专家答疑丛书》就是中国医学科学院肿瘤医院的名医专家们为大众奉献的一部内容新颖、形式生动的防癌科普丛书。

这部科普丛书涵盖了常见的 18 个癌种，通俗易懂、图文并茂，从癌症预防、研究到临床等多个不同角度深入浅出地解析肿瘤防治知识。充分体现了作者们传播健康生活方式、倡导正确防癌治癌的理念。希望广大读者能从中受益，拥有更加健康、更高质量的生活，享受更加美好的明天。

中国科学院院士
中国医学科学院肿瘤医院院长
2013 年 12 月

前　言

　　从全球发达国家癌症的发病规律中，我们看到癌症的发病率在一定阶段随经济的快速发展而呈增长趋势。在社会、人们给予普遍重视并采取相应措施之后，发病状况将逐渐趋缓。人类在攻克癌症的科学探索中取得的每一点进步，都将对降低癌症的发病率、提高癌症的治愈率起到不可低估的作用。我国目前正处在癌症的高发阶段，我们常常听到、看到以及周围的同事、亲友都有癌症发生，癌症离我们越来越近，癌症就在我们身边。癌症究竟是怎么回事，怎样才能减少患癌症的风险，得了癌症怎么办……，这些都是癌症患者、家属乃至大众问得最多的问题。为了帮助大家解除疑惑，了解更多相关知识，在癌症的治疗、康复和预防上给予专业性的指导，我们编写了这套丛书，希望能够协助患者、家属正确面对癌症，以科学的态度勇敢地与医务工作者共同战胜疾病。

　　《国家癌症中心肿瘤专家答疑丛书》（以下简称《丛书》）包括肺癌、胃癌、结直肠癌、肝癌、食管癌、膀胱癌、胰腺癌、淋巴瘤、肾癌、乳腺癌、宫颈癌、卵巢癌、鼻咽癌、下咽癌、喉癌、甲状腺癌、脑瘤、骨与软组织肿瘤等18种常见癌症，分为18个分册，方便读者选用。《丛书》以癌症的诊断、治疗、预防和康复为主线，介绍了癌症的临床表现、诊断、治疗方法、复查、预防与查体、心理调节以及认识癌症、病因的探究、如何就诊等相关内容。书后附有治疗癌症的案例供读者参考。书中内容均为当前在癌症预防、诊断、治疗、科研中的最新成果。例如，对一些癌症目前正在探索中的方法进行了客观的介绍；对于癌症的发生原因，也尽量将复杂的专业问题以简洁的语言呈现给读者。书中的观点、方法均以科学研究与临床实践为依据，严谨准确，坚决杜绝用伪科学引导、误导读者，帮助患者适时的选择治疗方法正确就医、康复。《丛书》中应读者需要还纳入了有关营养饮食、心理调节内容，在癌症的治疗康复中扩大了医疗之外的视野，提示患者和家属应更加关注合理的饮食和心理调节的重要性。为了更加贴近患者和家属，《丛书》采取了问答形式，读者找到问题便可以得到答案，方便读者使用。书后的"名家谈肿瘤"，是本书的另一特色，这些权威实用的科普内容，是专家们多年科学研究的成果和临床诊疗经验的总结，是奉献给读者的科普精粹。

《丛书》各册的主编都是长期工作在临床一线的医生，参加《丛书》撰写的作者都是活跃在本专业领域的中青年专家、业务骨干。部分资深专家也加入到编者行列，为了帮助癌症患者，普及科学知识，大家聚集在一起，在繁忙的临床科研教学工作中挤出时间撰写书稿。有的分册在编写前还向患者征集问题或将初稿送患者阅读修改。每本分册都是专家与读者的真诚对话，真心交流，字里行间流露出专家对读者的一片热忱、一份爱心。《丛书》的编写覆盖了肿瘤内科、外科、麻醉、诊断、放疗、病理、检验、药理、营养、护理、肿瘤病因、免疫、流行病学等肿瘤临床、肿瘤基础领域的专业知识，参编专家100余人。有些专家特为本书撰写的稿件已经可以自成一册，因为篇幅所限，只摘取了其中少部分内容。大家都有一个共同的心愿：为读者提供最好的读物。我们邀请肿瘤知名专家陆士新、孙燕、程书钧、黄国俊、屠规益、殷蔚伯、储大同、唐平章、赵平为《丛书》撰稿，他们都欣然同意，在百忙中很快将稿件完成。《丛书》是参与编辑人员集体的奉献。在书稿的编写出版过程中还有很多令人感动的故事，点点滴滴都体现了专家们从事医学科学的职业追求和职业品格，令人敬佩，值得学习。在此，对参加《丛书》撰写的专家、学者及所有人员表示衷心的感谢！还要特别感谢原中国科普研究所所长袁正光教授，从另一角度补上了癌症患者应如何对待死亡一页，为我们能够正视死亡、坦然面对死亡揭开了一层面纱。策划编辑张平同志，在 18 本《丛书》的组稿、修改、协调、联络全过程中发挥了中心作用，做出了重要贡献，在此对她表示感谢！

《丛书》作为科普读物还存在着许多不足，由于专家们希望为读者提供更多的专业知识，书中的内容、用语仍然偏专业些，为此在每册书的最后都列出了一些专业名词解释，有助于读者进一步学习相关专业知识，提高科学认知。

最后，希望《丛书》能够给予读者更多的帮助。患者在这里可以找到攻克癌症的同盟军，我们将共同努力，为战胜疾病、恢复健康而奋斗。作为科普读物，本书还有诸多不足，请广大读者给予指正。

董碧莎

丛书主编
国家癌症中心副主任
中国医学科学院肿瘤医院党委书记
2013 年 10 月 1 日于北京

目 录

一、临床表现篇

二、诊断篇

三、 治疗篇

四、 康复与预后篇

五、 心理调节篇

六、 预防篇

七、 认识肝癌篇

八、 肿瘤病因篇

九、 就诊篇

十、 典型病例

十一、 名家谈肿瘤

十二、 名词解释

一、临床表现篇

1. 什么叫临床表现？

临床表现是指患者得了某种疾病后身体发生的一系列异常变化。临床表现包括症状和体征。所谓症状就是指患者主观感觉的身体不适或异常表现，如头痛、乏力、吞咽困难等；体征则是指由医生通过**望诊**、**触诊**、**听诊**查到的客观异常表现，如**听诊**时听到的心脏杂音、**触诊**时触到的肝大或脾大等。但是，症状和体征没有严格的界限，有的表现既是症状也是体征，如水肿、发热，患者能感觉到，医生也能观察到。

2. 肝癌患者主要的临床表现是什么？

（1）肝区疼痛：多见于肿瘤巨大、生长迅速或位于肝被膜下和膈肌顶部，或肿瘤破裂。患者多表现为胀痛、钝痛、刺痛、呼吸痛或右肩膀疼痛。

（2）上腹肿物：可以在上腹部摸到比较硬的肿块，肿块可以随着呼吸活动。多由于肿瘤巨大或肿瘤导致的肝大、脾大所致。

（3）消化道症状：常由于肿瘤压迫、肿瘤毒性反应或肝硬化导致肝脏功能异常所致，多表现为食欲差、不想吃饭、恶心、呕吐、腹泻等。

（4）全身症状：可伴全身消瘦乏力、发热、黄疸及出血倾向等表现。

（5）肝癌患者多伴有乙型肝炎，若肝炎处于活动期，可有肝掌、蜘蛛痣或黄疸等肝炎的临床表现。

3. 为什么肝癌患者会出现肝区疼痛？

肝区疼痛是肝癌患者较常见的临床表现，但并不是所有的肝癌患者均会出现疼痛，如果肿瘤生长缓慢则可无疼痛等临床表现或仅有轻微钝痛。若肿瘤生长迅速导致肝脏表面的被膜张力增加，从而导致张力性疼痛，临床多表现为持续性胀痛或钝痛。若肝癌结节出现被膜下破裂，也可导致肿瘤压力突然增大，挤压肝被膜出现呼吸时加重的肝区疼痛。若肝脏表面的肿瘤破裂，坏死癌组织或血液流入腹腔，则可引起肝区剧烈疼痛，并且迅速扩展至全腹。

4. 为什么肝癌患者会感觉肩膀疼痛？

有的肝癌患者可表现为右肩疼痛，这是由于肿瘤位于肝脏顶部，侵犯或压迫膈肌，刺激横隔膜神经致右肩疼痛，容易被误认为肩关节炎。

5. 有肝病的患者需警惕哪些与肝癌相关的临床表现？

（1）肝区疼痛：多表现为肝区（右上腹）胀痛、钝痛、刺痛或呼吸时疼痛。

（2）腹泻：肝癌患者腹泻常因门静脉癌栓导致肠道水肿或肝功能障碍所致。

（3）食欲差、消化不良：常因肝功能损害或肿瘤较大压迫胃肠道引发。

（4）消瘦乏力：可由恶性肿瘤消耗引发，其他肿瘤也可以出现。

（5）发热：可因肿瘤坏死、胆道梗阻导致逆行感染或肿瘤代谢产物引发癌性发热。

6. 什么是黄疸？

黄疸又称黄胆，俗称黄病，是一种血清中胆红素升高致使皮肤、黏膜和巩膜发黄的症状和体征。通常，血液的胆红素浓度高于2~3毫克/分升时，皮肤、黏膜和巩膜便会出现肉眼可辨别的黄颜色。黄疸最常见于肝脏疾病、血液系统疾病、胰腺肿瘤等，一旦出现黄疸应及时就医进行详细检查。

7. 肝癌患者都有哪些体征？

（1）肝大：进行性肝大为最常见的特征性体征之一。肝右叶膈面癌肿可使右侧膈肌明显抬高。

（2）脾大：多见于合并严重肝硬化与门静脉高压的患者。门静脉或脾静脉内癌栓或肝癌压迫门静脉或脾静脉也能引起淤血性脾大。在患者左上腹可触及肿物。

（3）腹水：呈草黄色或血性，多因合并肝硬化、门静脉高压、门静脉或肝静脉癌栓所致。肝表面癌肿局部破溃糜烂或肝脏凝血功能障碍可致血性腹水。

（4）黄疸：提示肝功能不良，或肿瘤压迫肝内胆道系统。

8. 如果肝癌发生转移会有哪些临床表现？

肝癌可出现肺、骨、脑等其他部位的转移，转移部位不同临床表现也不同，有时可成为肝癌的初始症状。例如，转移到肺可引起咳嗽、**咯血**；转移到胸膜可引起胸痛和血性胸水；癌栓栓塞肺动脉可引起肺梗死，突然发生严重呼吸困难和胸痛；癌栓阻塞下腔静脉，可出现下肢严重水肿，甚至血压下降；转移到骨可引起局部疼痛，或病理性骨折；转移到脊柱或压迫脊髓神经可引起局部疼痛和截瘫等；转移到脑可出现相应的定位症状和体征，如头痛、恶心、呕吐、运动障碍等。

9. 什么是副瘤综合征？肝癌患者会有哪些副瘤综合征？

所谓"副瘤综合征"是指发生于肿瘤原发病灶和转移病灶以外由肿瘤引起的症状群，或称之为伴癌综合征。这是由于肿瘤本身代谢异常或癌组织对机体发生各种影响引起的内分泌或代谢方面的改变。肝癌患者常伴有的副瘤综合征有：

（1）自发性低血糖症：10%～30%患者可出现，主要是因为肝癌可导致患者体内胰岛素分泌过多或破坏减少，体内的胰岛素水平过高胰岛素是体内最主要的降血糖激素，胰岛素过多可以导致低血糖，亦可因肝癌组织过多消耗葡萄糖所致。此症严重者可致昏迷、休克乃至死亡。因此，肝癌患者饮食中应当适当补充糖类物质，一旦发生心慌、乏力、出冷汗等低血糖表现，应当立即休息并补充糖分。

（2）红细胞增多症：2%～10%患者可发生，可能是血液循环中促红细胞生成素增加引起。促红细胞生成素是人体内一种促进红细胞生成的物质。

（3）其他：罕见的尚有高脂血症、高钙血症、类癌综合征、促性腺激素分泌综合征、皮肤卟啉病和异常纤维蛋白原血症等，可能与肝癌组织的异常蛋白合成、异位内分泌及卟啉代谢紊乱有关。

10. 右上腹不舒服就是得肝癌了吗？

肝癌患者常有右上腹不舒服、吃饭不香的临床表现，但是这些表现并不是肝癌特有的，很多慢性肝炎患者也会经常出现上腹部不舒服、吃饭不香等症状，最常见的原因为肝炎所致肝功能不良、消化功能欠佳。另外，消化系统其他疾病如慢性胆囊炎、慢性胃炎、胃溃疡也可出现上述症状。但由于慢性肝炎患者属于肝癌的高危人群，慢性肝炎患者一旦出现上述症状应该予以重视，切莫仅仅满足于肝炎的诊断，应到医院做详细检查以除外肝癌可能。

11. 没有任何不适，但体检发现肝癌，是不是诊断错了？

由于肝脏的巨大代偿能力，大部分肝癌患者在患病相当长时间内没有任何临床表现，成为亚临床肝癌，因此没有症状并不能否定肝癌的诊断。从这点说，坚持定期体检，发现尚无相应临床表现的早期肝癌，对于提高治愈率、改善肝癌患者的**预后**，都是很重要的。

12. 出现腹水是不是已经到了肝癌晚期?

腹水是局限性水肿的一种,是指过多的液体在腹腔内积聚。正常情况下腹腔内有少量液体,约200毫升,起润滑作用,当液体量超过200毫升时即可称为腹水。肝癌所致腹水主要包括两种:①肝炎患者因肝硬化导致体内白蛋白合成能力下降、消化系统血液回流压力增高以及淋巴液漏出等原因可导致腹水形成,多为透明或淡黄色液体。②肿瘤侵犯腹膜或在腹腔内**种植**,直接损伤腹膜的毛细血管,或当肝癌结节自发破裂出血亦可产生腹水,多为血性。因此,对于第一种腹水患者而言,肝脏功能不良是导致腹水的重要原因,系统地保肝抗病毒、营养支持以及利尿等处理可以使腹水很快得到有效控制。但对于第二种肿瘤因素导致的腹水而言,常提示病情相对严重。

13. 什么是肝掌?

患了慢性肝炎特别是肝硬化后,大部分易合并肝掌。肝掌的主要外观表现为:双手手掌两侧的大、小鱼际和指尖掌面呈粉红色斑点和斑块,色如朱砂,加压后即变成苍白色,解除压迫后又呈红色,掌心颜色正常,如果留意观察,可看见大量扩展连片的点片状小动脉,有的情况下不仅手掌有,脚底也有。肝掌为慢性肝炎、肝硬化的重要标志之一。

14. 什么是蜘蛛痣?

蜘蛛痣是一种特殊的毛细血管扩张症。它多出现于面部、颈部及胸部,亦有其他部位出现者。表现为中心部直径2毫米以下的圆形小血管瘤，向四周伸出许多毛细血管，且有分支，看上去恰似一个红色的蜘蛛趴在皮肤上。若用铅笔尖压迫中心部，蜘蛛痣就会消失，因为蜘蛛痣的血流方向是从中心点流向周围毛细血管分支，若中心部受压则血流阻断，蜘蛛痣因缺血而消失。

二、诊断篇

15. 患过慢性肝炎的人一定会得肝癌吗？

我国是乙型病毒性肝炎（简称乙肝）大国，而乙肝是肝癌的最重要致病因素，中国绝大多数肝癌患者都要经历肝炎-肝硬化-肝癌，这就是我们常说的肝癌三步曲。但并不是所有的慢性肝炎患者都会转变成肝癌。我国大约有10%的人为乙肝病毒携带者，约1.2亿人，其中1/4会发展为慢性肝炎，慢性肝炎经过几年或者十几年时间有5%～20%会发展为肝硬化，得了肝硬化后发生肝癌的危险性就明显增加，其中有30%～50%的肝硬化患者最后可能发展为肝癌。总体说来感染过乙肝病毒的人和正常人相比发生肝癌的可能性要增加5～20倍，因此患慢性肝炎的患者应该定期体检，一旦得了肝癌可以早期发现、早期治疗。

16. 怀疑得了肝癌应该做哪些检查？

如果怀疑患有肝癌，应当到正规医院做以下检查：血常规、**凝血功能**分析、肝功能、肿瘤标志物如甲胎蛋白、CA19-9，肝炎病毒指标、肝胆B超、腹部增强CT或磁共振（MRI）。其中，B超、CT或磁共振等影像学检查是必要的，能诊断出绝大多数的肝脏肿瘤并做出初步的定性诊断；通过血常规、凝血分析、肝功能、肝炎病毒指标等化验可以了解以前是否合并肝炎病毒感染及目前肝脏功能；甲胎蛋白、CA19-9分别对于肝细胞和胆管细胞来源肿瘤有较高特异性，这些都可协助诊断原发性肝癌。如果检查结果怀疑肝癌，应根据专科医生的建议，再做其他进一步的检查，来决定综合治疗方案。

17. 通过 CT 检查已经诊断为肝癌的患者还需要做 B 超、MRI 检查吗？

所谓"CT"，是英文名词的缩写，其中文名称是"计算机体层成像"，是 X 线检查方法的一种。一般来说，CT 检查的典型表现就可以确诊肝癌，但 B 超对于肝癌的血流表现有其独特的优势，操作也相对简单、无创，是必要的检查。磁共振（MRI）检查比 CT 和 B 超检查价格略高，在 CT 已明确肝癌诊断的情况下，磁共振检查并不是必需的。多数的高分辨率三相增强 CT 足以了解肝癌的局部情况以及和周围血管、脏器的关系。但磁共振检查对人体没有射线伤害，且对于小的肝脏病变分辨能力优于前述两种检查，因此必要时医生也会建议您进行此项检查。总的来说，上述三种检查各有利弊，尚没有一种检查可以完全代替其他检查，因此，医生会根据患者的具体情况合理安排。

18. 增强扫描是什么意思，对人体有害吗，会不舒服吗？

增强扫描指的是在静脉注入造影剂（通常是水溶性有机碘剂），使器官与病变内碘的浓度产生差别，形成密度差，使病变显影更为清楚。注入造影剂之前，一般要做碘过敏试验，如果对碘剂不过敏，做增强扫描不会对人体有害，但少部分患者可有发烧等轻微不适。

19. 做 CT/MRI 一定要做增强扫描吗？

肝脏肿瘤的影像学检查如 CT、磁共振（MRI）等最重要的一个特点是通过观察注入造影剂后肝脏肿瘤对比增强的时间变化特点来做鉴别诊断。典型的原发性肝癌与转移性肝癌、良性肝肿瘤在不增强时都可以表现为低密度病灶，彼此之间难以鉴别，但这些肿瘤增强期的特点完全不一样，比如肝细胞癌表现为造影剂"快进快出"，胆管细胞癌表现为延迟强化，只有增强 CT/MRI 才能起到在影像学上鉴别诊断的作用。因此，如果不是造影剂过敏，一定要做增强 CT/MRI。

20. 哪些人不能做 MRI 检查？

磁共振机器可以产生很强的磁场，如果体内有金属弹片、人工关节、起搏器，或曾放置过动脉瘤的金属夹，可引起金属在体内移动而发生危险。因此，这些患者不能做 MRI 检查。

21. PET-CT 是什么样的检查，肝癌患者必须要做吗？

所谓"PET"，是英文名词缩写，中文的名称叫"正电子发射体层成像"，"CT"含义已在第 17 问简述。PET-CT 是 PET 与 CT 两种不同成像原理的设备同机组合，以代谢显像和定量分析为基础进行图像融合，融合后的图像既有精细的解剖结构又有丰富的生理、生化功能信息。PET-CT 检查是全身性检查项目，可以在一次扫描检查中即可对原发病灶进行评价，同时还能发现全身其他远处转移病灶。此外，通过对放疗和（或）化疗前后 PET-CT 检查发现的肿瘤内生化信息变化情况，还可以对疗效进行评价，是目前较为先进的检查手段。但 PET-CT 价格昂贵、接受辐射量较大，对于肝脏局部病灶与周围脏器组织的关系显示不如增强 CT/MRI，相当一部分肝癌在 PET-CT 检查上不显像。因此，PET-CT 并不是常规检查项目，通常是在一些特殊情况下才进行的检查项目。例如，在肝脏占位无法确定是否为其他恶性肿瘤转移至肝脏所致时，做 PET-CT 检查可以帮助临床医生进行鉴别诊断，如果是其他恶性肿瘤转移至肝脏，PET-CT 检查还可以了解原发病灶部位、明确诊断、确定治疗前分期。

22. 体检发现肝上有肿瘤，一定要做肝穿刺吗？

如肝脏肿瘤经影像学检查不能定性，但医生们认为这个肿瘤需要手术切除时就没有必要进行肝穿刺检查，在这种情况下手术既是诊断又是治疗的最佳途径。相反，如果患者不适合手术切除，则需要根据具体情况而定。若怀疑为恶性或难以定性，但无手术切除机会，这样需考虑行肝穿刺活检以明确定性，作出病理诊断，才能接受进一步治疗如化疗或者放射治疗；若考虑良性可能性大，如肝囊肿、肝血管瘤、肝局灶性结节性增生、肝坏死结节等，仅需定期观察，不需要肝穿刺**活检**。

23. 做肝穿刺会不会导致肿瘤破裂、出血？

经皮肝穿刺的目的是穿取肝脏组织进行病理**活检**。理论上讲只要在肝脏组织进行穿刺就有肿瘤破裂出血的风险，但肝穿刺技术已经应用于临床超过 100 年，现在常应用抽吸式**活检**针在 B 超或 CT 引导下进行穿刺，有了影像的引导，穿刺好似在直视下进行，可避开重要血管、组织，技术安全、成熟，且在行穿刺之前医生会对患者进行仔细评估，因此，肝穿刺是一种比较安全的检查手段，导致肿瘤破裂或出血的机率很低。

24. 做肝穿刺会导致肿瘤扩散吗？

经皮肝穿刺**活检**的过程中有可能通过针道造成肿瘤细胞脱落**种植**转移。但研究表明，这种机率非常小，文献报道不超过0.1%。如怀疑肝脏恶性肿瘤但无法手术、需明确病理诊断进行放疗或化疗的患者，为了及时治疗、提高生活质量、延长生存期，这点风险是需要也是值得去承担的。

25. 影像学检查发现肝内占位性病变，一定是得了肝癌吗？

只要影像学发现肝内出现非正常肝组织的区域均称为占位性病变，即肝内多长出一块"东西"。肝内占位性病变可分为良性和恶性病变。常见的良性病变如肝血管瘤、肝囊肿、肝局灶性结节性增生、肝腺瘤、寄生虫引起的肝包囊虫病、肝脓肿等。恶性病变最常见的即为肝癌，但也可能是肉瘤、淋巴瘤等其他肿瘤。因此，肝占位并不一定就是肝癌。

26. 确诊得了肝癌，为什么还要做胃镜和上消化道造影检查？

肝脏和胃属于相邻的器官，肝左外叶与胃体小弯侧在影像学检查上常常是毗邻的关系，如肿瘤位于肝左外叶，有时单凭CT、MRI无法鉴别来源于肝脏还是胃，这时，做胃镜和上消化道造影有利于鉴别诊断。此外，肝癌患者多合并肝硬化、门静脉高压。门静脉高压引起食管-胃底静脉曲张，严重时可导致上消化道大出血而危及生命，通过胃镜及上消化道造影可明确有无食管-胃底静脉曲张及其严重程度，对判断病情、确定治疗方案都有重要意义。

27. 如何判断病情是早期、中期还是晚期？

早期肝癌是指单个癌结节最大直径小于3厘米或者两个癌结节合计最大直径小于3厘米的原发性肝癌，一般没有临床症状。疾病的中期，是指患者癌肿直径大于3厘米，侵犯肝内大血管，或肿瘤已直接侵犯邻近脏器。如病情进一步发展，有区域淋巴结转移或远处转移，则属于病情晚期，这时，患者常出现明显的临床症状，如肝区疼痛不适、乏力、黄疸、甚至腹水等。也有一部分患者症状隐匿，虽然已有肝内外多发转移，但仍无明显症状。因此，不能仅仅从临床症状来判断是早期还是晚期，只有通过专科医生全面评估肿瘤分期，才能判定病情的早晚。

28. 什么是肿瘤标志物？

肿瘤标志物是指在恶性肿瘤发生和增殖过程中，由肿瘤细胞合成、分泌并脱落到体液或组织中的物质，或是由机体对肿瘤反应而异常产生并进入到体液或组织中的物质。这些物质有的不存在于正常人体内，只存在于胚胎中，有的在正常人体内含量很低，当身体内发生肿瘤时其含量增加并超过正常人的水平。总之，能够反映肿瘤存在和生长的这一类物质被称为肿瘤标志物。但是应该说明两点，第一，许多肿瘤与肿瘤标志物的关系都不是"唯一"，有的肿瘤可以出现两种以上标志物，有的不同种肿瘤可以出现同一种标志物；第二，多数肿瘤标志物并非肿瘤特有，标志物水平升高也不一定就是肿瘤。因此，单凭肿瘤标志物水平升高，不能诊断某种肿瘤，必须结合临床表现及其他辅助检查综合分析才能确诊。

29. 肝癌的肿瘤标志物有哪些？

肝癌的血清学标志物大致可分为三大类：一是甲胎蛋白（AFP）及甲胎蛋白异质体；二是与肝脏代谢相关的血清酶类，如γ-谷氨酰转肽酶及其同工酶、醛缩酶同工酶、岩藻糖苷酶、α-抗胰蛋白酶、碱性磷酸酶-Ⅰ等；三是其他标志物如异常凝血酶原、铁蛋白和转铁蛋白、CA19-9等。目前各种肝癌标志物中诊断价值最高的是甲胎蛋白，但肝癌患者中有30%~40%甲胎蛋白正常，因此其他标志物对甲胎蛋白阴性肝癌有一定的应用价值。所谓"甲胎蛋白"，是指人体胚胎时期的甲种球蛋白，出生以后减少，成人以后只有微量。甲胎蛋白含量显著增高常是肝癌的标志之一。

30. 怀疑肝癌时首先应抽血化验哪些指标？

怀疑肝癌时首先需要化验的指标包括：血常规、凝血系统分析、肝功能、肝脏相关肿瘤标志物等。血常规可了解患者有无贫血、是否合并脾功能亢进症；凝血系统分析中凝血酶原时间的延长表明患者已出现肝功能障碍，肝脏功能明显受损；肝功能检查一般包括转氨酶、胆红素、白蛋白等指标，通过这些指标可了解有无合并胆汁淤积、胆道梗阻、低白蛋白血症等肝功能不全的表现；而肝脏最常用的肿瘤标志物是甲胎蛋白和 CA19-9，甲胎蛋白大于 200 纳克/毫升者与肝细胞肝癌密切相关，CA19-9 与胆管细胞癌有关。

31. 体检肿瘤标志物甲胎蛋白高出正常值，就一定是得肝癌了吗？

有些人体检时发现自己的甲胎蛋白（AFP）高出正常值，于是很担心自己是不是得了肝癌。虽然 AFP 是诊断肝癌最重要的标志物之一，但略高出正常值并不代表一定得了肝癌。部分肝硬化患者血清中也可出现 AFP 的升高。当体检遇到 AFP 或其他单一肿瘤标志物升高时，请不要盲目上网搜索，也不要惊慌，可结合其他检查结果（如影像学检查结果），在专业医生的指导下进行全面分析再做结论。

32. 哪些化验检查需要空腹?

患者到医院做血液化验前,负责采集静脉血的护士都要询问"吃饭了吗?是空腹吗?",部分医院在抽血室和检验申请单上也有提示:"患者抽血前应空腹"。以下检验项目必须空腹抽血:

临床生物化学检测项目中:肝功系列、肾功系列、血脂系列、血糖、离子及血液凝集等系列项目的检测,需要空腹抽血检测。临床免疫检测项目中甲状腺功能相关的检测项目需要空腹抽血。

33. 为何要空腹抽血?

(1)人在空腹时,机体处在相对的生理**基础代谢**状态,这个时间段抽血检验,其测试结果能够准确反映机体真实情况,并且可排除饮食、药物等因素对检测结果的影响。

(2)多数人在早晨运动较少,而经过进食、运动、工作等诸多因素的影响后,一些化验指标可发生波动,不利于测定结果的相对稳定和准确。人体生物周期的变化,某些项目指标因采血时间不同变化较大,如皮质醇分泌高峰在早晨,下午至晚间则逐渐下降。血液基础检验中的血常规里的项目就是一天当中随着进食、活动等**基础代谢**的变化而波动,因此在同一时间测定的结果具有可比性,如果需要定期监测某个项目比较结果时,建议在相同的时间段进行检测,另外,与以往所做结果做比较时还要结合病情综合分析。

(3)若早晨验血前进食,尤其是吃了牛奶、豆浆、油炸食品、鸡蛋、糕点等食物后,食物消化产生的大量**乳糜微粒**便会很快地吸收进入血液，此时的血液也会"浑浊"，医学上称为"**脂肪血**"。由于不少血液生化检查是通过标本颜色的变化来做出判断的，若血液因**乳糜微粒**而显得浑浊，检验人员和检测仪器就很难观察分辨清楚。特别是在使用仪器做血脂测定时，"脂肪血"将影响测定的准确性。食用高糖食物 2 小时内可使血糖迅速升高，不能反映真实的血糖结果。在前一天晚间进食后到第二天清晨，空腹时间达 10 小时以上，身体内各种化学物质已达到相对稳定和平衡，此时抽血可得到相对稳定和准确的结果。因此，建议做生化相关项目检验时采用空腹抽血，但在特殊情况需要时也可以在清淡饮食后 6 小时采血化验，不过，做血脂检验必须在餐后 10~12 小时方可采血。为了使某些验血项目检测的更精确，希望患者一定要遵循医嘱。

34. 肝癌患者为什么要检测肝炎病毒？

乙型肝炎病毒（HBV）感染和丙型肝炎病毒（HCV）感染与原发性肝癌的发生密切相关。其中，HBV 慢性感染是导致我国肝癌发生的首要原因。我国约有 HBV 表面抗原（HBsAg）携带者 1.2 亿，他们中相当部分的慢性肝炎患者，经 10~20 年的发展会进入肝硬化状态。HCV 慢性感染在我国虽然相对 HBV 慢性感染少见，但是 HCV 引起的原发性肝癌也不容忽视。对肝癌患者进行**筛查**，可及时发现病毒感染，有针对性地控制肝炎病毒的感染复制。

35. 如何看乙型肝炎病毒两对半和乙型肝炎病毒脱氧核糖核酸检测报告?

肝炎、肝硬化、肝癌患者到医院就诊,几乎都会遇到"**乙肝两对半**"检测,面对各种抗原抗体高高低低的结果,总是看不明白。有些乙型肝炎病毒表面抗原(HBsAg)阳性的患者还会进一步进行"HBV DNA 定量"检测,也不知道其检测结果代表了什么。

(1)人们常说的"**乙肝两对半**"一共包含了 5 个项目,分别是乙型肝炎病毒表面抗原(HBsAg)、表面抗体(HBsAb)、e 抗原(HBeAg)、e 抗体(HBeAb)、核心抗体(HBcAb)。在人体感染乙肝病毒或接种乙肝疫苗后,血清中乙肝病毒相关的抗原、抗体会发生微妙的变化,不同的变化反映出不同的临床意义。

乙肝两对半检测的项目及其临床意义

检测项目	临床意义
乙型肝炎病毒表面抗原(HBsAg)	HBsAg 是 HBV 感染后第一个出现的血清学标志物,提示 HBV 感染。阳性可见于无症状携带者、急性肝炎、慢性肝炎以及病毒相关性肝硬化和肝癌等
乙型肝炎病毒表面抗体(HBsAb)	HBsAb 是一种中和抗体,是乙肝康复/机体接种疫苗后免疫成功的重要标志。阳性可见于乙肝疫苗接种后机体被动获得了抗体免疫;还可见于既往 HBV 感染者,现已恢复且获得免疫

检测项目	临床意义
乙型肝炎病毒 e 抗原（HBeAg）	HBeAg 是 HBV 复制及传染性强的指标。阳性可见于传染性强的 HBV 复制活跃期（"大三阳"患者）等
乙型肝炎病毒 e 抗体（HBeAb）	HBeAb 出现在 HBeAg 转阴后，提示 HBV 复制水平降低、传染性下降、病变趋于静止。阳性可见于急性感染恢复、慢性乙肝（"小三阳"患者）等
乙型肝炎病毒核心抗体（HB-cAb）	HBcAb 包括 HBcAb IgM 和 HBcAb IgG。HBcAb IgM 阳性，多见于乙肝急性期；总 HB-cAb 主要是 HBcAb IgG，无论感染的病毒是否清除该抗体均会阳性，可提示既往感染

　　说到这里，不少读者可能会产生疑问：上述检查为什么是两对半而不是三对，也就是说为什么不检查乙型肝炎病毒核心抗原（HBcAg），是它不重要吗？答案是否定的。不是不重要，而是 HBcAg 在一般情况下用一般方法查不到，欲查 HBcAg，需经特殊处理，而在常规检查中，做不到，故一般不查 HBcAg。

　　除了上述检查项目，临床还有一些新的乙型肝炎病毒辅助诊断项目，如对 HBV 前 S1 蛋白、前 S1 抗体、前 S2 抗原、前 S2 抗体检测等。

　　（2）血清中存在 HBV DNA 是诊断感染最直接的证据。HBV DNA 定量检测结果，反映了患者体内感染的 HBV 复制水平，每单位体积血清中 HBV DNA 拷贝数越高，说明病毒复制水平越高、活动性越强。该项检测可用于 HBV 慢性感染的诊断、以及抗病毒疗效的监测。

36. 如何看丙型肝炎病毒抗体和丙型肝炎病毒核糖核酸检测报告?

临床上诊断丙型肝炎病毒（HCV）感染的方法主要有两大类：免疫学方法检测 HCV 抗体和 PCR 方法检测丙型肝炎病毒核糖核酸（HCV RNA）。"PCR"的中文名称叫聚合酶链反应，是一种分子生物学检测方法，用该方法可使检材中含量较少的核糖核酸在短时间内迅速扩增，增加检测的准确性，提高诊断水平。

（1）HCV 抗体：尚无研究成果表明 HCV 抗体是一种保护性抗体，它的存在仅仅提示既往或正在感染 HCV。由于现有检测方法的局限，尚不能完全排除极少数健康者血清检测**假阳性**的问题，因此按照美国疾病控制中心 2003 年 HCV 抗体报告和实验室检测指南的要求，HCV 抗体仅在重复检测 S/CO≥3.8 时才是真阳性，而对于 S/CO<3.8 者需做确认试验（条带免疫法）或核酸实验。

（2）HCV RNA 检测：HCV RNA 阳性是 HCV 感染的直接证据。虽然 HCV RNA 可从阳转阴，但对于大多数慢性 HCV 感染者，其 RNA 可持续阳性。该项检测可用于 HCV 急性感染、HCV 抗体 S/CO<3.8 时 HCV 感染的诊断以及抗病毒治疗效果的监测。

37. 检测肿瘤标志物水平都不高就能排除肝癌吗?

每种标志物都有一定的敏感性和特异性，最常用的甲胎蛋白也只有在 60%～70% 的肝癌患者中出现升高。如果临床病史中有肝炎病毒感染、影像学检查符合肝癌的表现特点，即使所有标志物水平都不升高，也不能排除肝癌。这一类患者若有手术切除的指征，只要肿瘤部位适合手术切除，肝储备功能足够，全身状态可耐受手术，应当积极手术切除。

38. 不同医院检测的肿瘤标志物检验结果有可比性吗？对此医生给患者的建议有哪些？

在不同医院检测的肿瘤标志物检验结果不一定具有可比性，主要是由于以下四方面的原因：

（1）不同的检测方法会导致检验结果存在差异：临床上常用的检测方法有电化学发光、化学发光、放射免疫、酶联免疫吸附试验等，各医院应用的检测方法存在差异。

（2）同一种检测方法所应用的试剂品牌存在差异也会导致检验结果存在差异。不同品牌的试剂，其生产工艺、抗原抗体反应体系和检测线性范围均存在较大的差异。

（3）检测体系不同也会导致检验结果存在差异：即使是试剂厂家和检测方法相同，但采用不同型号的检测设备，其检测结果也会略微存在差异。

（4）采用的试剂批号不同也会导致检验结果存在差异：即使是试剂厂家、检测方法和检测体系完全相同，但采用的试剂批号不同，检验结果之间也会存在一定的差异。

所以，很难保证不同医院间检测的肿瘤标志物检验结果在数值上有可比性。但是，尽管不同试剂厂家、不同检测方法和不同检测体系所得到的具体检验结果可能不同，但在判断检测结果阴、阳性方面却具有较高的一致性。

目前，卫生部临床检验中心和各省、市临床检验中心已经对常见肿瘤标志物检验项目，如 CEA、CA125 和 AFP 等开展室间质量评价工作，确保同一检测方法、同一试剂厂家、同一检测体系的不同医院的检验结果具有较高的可比性。

　　为了保证检验结果的可比性，满足肿瘤患者对病情监测的需要，有几个建议：①最好选择在同一家医院连续进行肿瘤标志物的检测；②如果不能在同一家医院，尽可能选择相同的检测方法或采用同一厂家的检测系统进行检测；③尽量选择较高等级的医院或口碑好的商业化临床检验中心，这些单位一般都能按照规定参加卫生部临床检验中心和省、市临床检验中心组织的室间质量评价，并在实验室内部开展室内质量控制，能够保证检验结果的准确性。

　　总之，将不同医院的肿瘤标志物检验结果进行比较时，应注意其采用的检测方法、试剂生产厂家以及检测体系等是否相同，这样的比较才有意义。

39. 如何早期发现肝癌？

　　肝癌是少数几种发病原因及高危人群比较明确的恶性肿瘤，我国的肝癌患者绝大多数都是由慢性乙型肝炎、肝硬化发展而来。因此，对于肝癌的高危人群（年龄大于 40 岁、有多年慢性肝炎及肝硬化病史的患者）应每半年检查腹部 B 超及肿瘤标志物（目前最常用的是甲胎蛋白）一次，有助于早期发现肝癌。

三、治疗篇

40. 肝癌都有哪些治疗方式？

肝癌的治疗方式很多，可分为外科治疗、介入治疗、靶向治疗和其他治疗。

（1）外科治疗：主要包括：①手术切除：是首选的肝癌治疗手段，如肝癌病灶有手术切除可能，且肝脏功能允许，应尽可能选择外科手术切除；②肝移植：符合米兰标准（单个肿瘤直径≤5cm；多发肿瘤少于3个，最大直径≤3cm）的肝癌可行肝移植，这样可以获得最佳的**预后**，但目前肝源匮乏、移植费用高，使许多患者望而却步；③消融治疗：包括射频消融、无水酒精注射、微波消融等方式。其中，小于3cm的小肝癌接受射频消融治疗可获得与外科手术相似的疗效，而且创伤更小，并发症更少。

（2）介入治疗：即肝动脉化疗栓塞术，是目前对无法手术切除肝癌患者最有效、普遍使用的一种治疗方法。

（3）靶向治疗：是指分子靶向药物治疗。所谓"靶向药物"是指一种能够特异性作用于肿瘤细胞生长过程中的关键分子，达到杀伤肿瘤细胞目的而又最大程度上保护了正常细胞的新药。与传统的化疗相比，靶向治疗具有作用更明确、副作用更小的优点。已经证实对肝癌有效的靶向药物索拉非尼（商品名：多吉美）的应用可明显改善中晚期肝癌患者的**预后**、延长了生存期，但目前价格高昂，仍未列入医保范围，建议肿瘤广泛转移并且其他治疗疗效差、经济条件允许的患者选用。

其他治疗还包括全身化疗、放射治疗、免疫治疗、中医中药治疗等。

目前对肝癌的疗效仍有待提高，单一治疗很难达到理想的效果，只有根据患者个体的情况，采用不同治疗方式有机结合的个体化综合治疗模式才能有效提高肝癌的疗效。建议患者到有经验的肝癌诊疗中心就诊，以助于选择最佳治疗方案。

41. 如何选择合适的治疗方式？

要选择合适的治疗方式，首先要明确肝癌的分期、了解病灶局部情况、评估全身状态、肝功能情况，这对于缺少医学专业知识的人是很困难的。因此，最重要的是选正规的肿瘤医院就诊，在医生的指导下完善检查，明确诊断和病情，并根据自己的具体情况选择最佳的个体化综合治疗方案。在这里，我们愿意提醒患者及家属朋友，切忌"有病乱投医"，对于那些没有资质、没有执业资格的所谓"世医"，或一些没有科学根据的所谓"偏方"、"验方"，应该持极慎重甚至排斥态度，以免既贻误治疗最佳期又耗费钱财。

42. 什么叫综合治疗？

综合治疗是根据患者的具体情况，如身体情况、肿瘤病理类型、侵犯范围（病理分期）和发展趋势，合理地、有计划地应用现有的治疗手段，以期较大幅度地提高治愈率、延长生存期、提高患者生活质量。肿瘤的综合治疗并不是简单地将手术、化疗、放疗、生物治疗和中医药治疗等几种治疗方法进行组合，而是一个系统的治疗过程，是一个有计划、有步骤、有顺序、因人而异、多项方法综合应用的治疗，需要手术、放疗和化疗等多学科有效地协作才能顺利完成。综合治疗方案也不是一个机械不变的模式，在实施过程中会随着诊断的逐步完善和疗效的差异及患者的具体情况予以适当调整。

43. 病情差不多，为什么医生推荐的治疗方式不一样？

"病情差不多"是一种比较含糊的说法。实际上，无论肿瘤的情况或是患者的状况，个体之间都有差别，有的甚至有很大差别。肝癌的大小、部位、与血管的关系，肿瘤是否转移，肝功能评估结果，患者体质状况及是否合并其他疾病，诸多条件都是选择治疗方式必须考虑的因素，通常所说的，"个体化治疗"就是这个意思，即因人施治。因此，不能仅凭"看起来一样，都是肝癌，病情差不多"，就认为治疗也应该是一样。肝癌的治疗应根据每个患者的具体病情选择不同的治疗，以期获得最佳的治疗效果。

44. 医生为什么要与患者家属探讨治疗方案？

患者及家属有了解自己病情、选择治疗方式的权利。医生和患者家属进行有效沟通，共同探讨治疗方案，有利于家属对患者病情的了解、对治疗风险的理解、对治疗预后的判断，也便于患者家属在治疗过程中与医生相互支持理解，帮助患者积极配合治疗。

（一）外科治疗

45. 肝癌患者是不是必须行手术治疗？

手术是目前治疗肝癌的最有效的方法，但由于局部或全身条件的限制，仅有 20%～30% 的肝癌患者在就诊时有手术切除的机会。对身体条件能耐受、局部能切除的病例应尽量实施手术。但对于身体条件不能耐受、或切除后残肝功能不能代偿或有远处转移的患者，不宜行手术，应采用介入、射频、靶向治疗等综合治疗措施。

46. 有人说做了手术肿瘤反而长得更快，是这样吗？

这种说法是错误的。手术是减少瘤负荷、根治肿瘤最有效的方法，只要严格遵守肿瘤的治疗原则，手术中按无瘤原则操作，手术不会增加肿瘤复发率，更不会加快肿瘤的生长。

47. 哪些肝癌患者不适宜做肝切除手术？

以下肝癌患者不适宜做肝切除手术：①患者全身状况较弱，或合并心、肺、肾等器官功能异常，不能耐受手术者；②肝硬化导致肝功能失代偿，如合并腹水等症状者；③弥漫型（多发）肝癌或肿瘤巨大、范围较广，估计切除后残肝不足以代偿正常肝功能；④已有肺、骨等肝外部位远处转移；⑤心理或精神疾患，不能配合手术及术后康复的患者。

48. 肝癌患者手术前做肝储备功能检测有什么意义？

术前肝储备功能检测对了解肝脏储备功能、确定能否耐受手术以及判断可切除的最大范围有重要的意义，既可避免因手术切除过多肝组织导致术后肝功能失代偿，又可避免切除范围不足影响术后疗效。除传统根据症状、血化验肝肾功能评估肝储备功能方法外，目前国内较大肝胆中心有先进的自动光电肝储备功能分析仪作为常规术前肝储备功能检测项目。

49. 肝癌手术前合并乙肝"大三阳"或"小三阳"，是否能做手术？

所谓"大三阳"、"小三阳"是对疑诊乙型肝炎所做检验结果的一种简略说法，"大三阳"是指乙型肝炎病毒表面抗原（HBsAg）、乙型肝炎病毒 e 抗原（HBeAg）、乙型肝炎病毒核心抗体（HBcAb）均阳性，表示病毒复制活跃，传染性强；"小三阳"是指 HBsAg、HBeAb、HBcAb 均阳性，表示病毒复制水平降低，传染性小或无传染性。我国肝癌患者大半合并肝炎，乙肝"大三阳"或"小三阳"不是手术**禁忌证**，但肝炎会影响术后肝功能恢复以及增加术后肝癌复发风险，因此**围手术期**应同时进行肝炎的治疗。

50. 肝切除能做腹腔镜手术吗？

目前一部分肝癌患者如肝脏功能良好、肝硬化程度轻、肿瘤较小且位于肝脏边缘或左叶等，已经可以安全地进行腹腔镜肝切除术，但符合这些条件的，目前还只是少数。相信随着腹腔镜设备和技术的进步，大部分肝脏手术均有望在腹腔镜下完成。

51. 腹腔镜肝切除手术治疗肝癌有何优缺点？

腹腔镜肝癌肝切除术优点在于手术创口小，对腹腔侵扰小，术后恢复快。缺点是对于肿瘤较大或部位特殊、手术难度较大的病例不宜操作，费用较高。另外，需要专门设备和专门训练也限制了其广泛应用。

52. 肝癌的手术不是肠道手术，为什么手术前也要喝泻药？

肝癌手术属开腹手术，对腹腔胃肠器官也有侵扰，术后胃肠功能恢复排气、排便有一定时间（2~4 天），如果此期间肠道中残留粪便无法排出，肠道将不断吸收其有害物质，对术后恢复不利，也是诱发术后出现肝功能不全的重要因素。此外，有时术中根据探查情况，手术操作可能涉及胃肠道，如不预先清除肠道残留物，将对手术造成非常不利的影响。

53. 肝癌患者手术前为什么要戒烟？

肺部感染等是肝癌患者术后常见的并发症，吸烟则是术后肺部并发症的常见因素，长期吸烟可导致肺的弹性回缩功能削弱。手术、麻醉后，由于腹部伤口疼痛等因素的影响，呼吸功能受到限制，肺泡和支气管内容易积聚分泌物，这些分泌物如果不能很快地咳出，就会堵塞支气管，造成肺不张，并发肺部感染，引起肺炎。临床资料统计表明，吸烟患者术后各种肺部并发症的发生率比不吸烟者高 40%～50%。因此，吸烟患者至少应在术前 2～3 周停止吸烟。

54. 月经期患者能接受手术吗？

除非是急诊手术，对月经期患者不宜实施择期或限期手术。因为月经期患者脱落的子宫内膜含有较多**纤溶酶原激活物**，导致血液中**纤维蛋白溶解系统**活动增强，容易导致出血量增多，增加了手术危险性。此外，月经期患者抵抗力降低，增加了感染的风险。多数患者手术后需要卧床和留置导尿管，这也增加了护理的难度。

55. 什么叫根治性手术？什么叫姑息性手术？

根治性手术是指以力求达到根除疾病为目的的外科手术，属于局部治疗手段，对不同恶性肿瘤实施根治性手术切除的范围都有具体规定，是恶性肿瘤外科治疗的标准术式之一。对于绝大多数早期恶性肿瘤患者通过根治性手术可以达到根治的目的。但需注意的是，对于进展期肿瘤根治性手术并非都能达到根除肿瘤的目的。此外，某些早期癌症并不需要切除如此大的范围也能达到"根治"的效果，并能保留器官的功能。因此，患者及家属应该听取医生们的意见，根据具体情况，决定实施根治性手术或保留器官功能的手术。

姑息性手术是指以减轻患者痛苦、提高生活质量，延长生存期、减轻体内肿瘤负荷为目的切除原发病灶或转移性病灶的手术。

56. 什么是根治性肝切除手术？

一般认为最小切除边缘距离肿瘤1~2厘米即为根治性切除，但有时肿瘤邻近需保留的大血管无法保证1~2厘米的切除边缘距离，在这种情况下，只要切除边缘无癌细胞也可认为是根治性切除。

57. 治疗肝癌的根治性手术有哪些手术方式？

治疗肝癌的根治性手术包括半肝切除术、肝叶切除术、肝段切除术、肝局部不规则切除术。符合**适应证**的肝癌肝移植手术也属于根治性手术。如果患者肿瘤情况及身体状况允许，应首选根治性手术方式。

58. 为什么医生建议同时切除脾脏？

肝癌患者常合并慢性肝炎肝硬化，其中部分患者会合并有门静脉高压、脾脏功能亢进，表现为血小板、白细胞等血细胞数目下降，不利于术后恢复。对合并脾功能亢进的患者实施脾脏切除术，可解除脾脏功能亢进，使血细胞数目尽快恢复，还可以减少门静脉回流血量，缓解门静脉高压症，降低消化道出血发生的风险。同时，切除脾脏对缓解肝硬化也有一定益处。

59. 患者手术前为什么要做全面检查？

外科手术是一项有创伤性的诊疗手段，并伴有不同程度的风险。对患者手术前进行全面检查是了解患者身体状况、疾病情况、手术耐受能力和可能出现的风险的重要步骤。检查一般包括常规检查和专科检查两方面。手术前常规检查主要包括：血液常规及血型、尿常规、便常规、心电图、胸部正侧位 X 线片、超声波检查、肝肾脏功能、血液电解质、**生化全套**、血糖、出**凝血功能**、**乙肝两对半**、丙肝、艾滋病、梅毒的等相关病原学检查。专科检查则要根据病变的部位进一步行影像造影、CT、MRI 等大型仪器设备的检查，**腔镜检查**、相关肿瘤标志物检查、细胞学检查、肿瘤组织**活检**或穿刺**活检**病理学检查，所有这些都是为了准确诊断，仔细制订手术计划，更好地保障手术的安全、顺利。

60. 术前需要履行哪些知情同意手续？什么人有资格签署手术知情同意书？

患者知情同意即是患者对病情、诊断和治疗（例如手术）方案、治疗的益处及可能带来的风险、费用开支、临床试验等真实情况有了解与被告知的权利，患者在知情的情况下有选择接受与拒绝的权利。按卫生部要求应由患者本人签署知情同意书。当患者不具备完全民事行为能力时，才会由其法定代理人签字；患者因病无法签字时，也可以由其授权的人员签字。患者的知情同意选择权是每一个患者都具有的权利，知情同意书可以作为医疗机构履行说明告知义务的证据，也是患者及家属行使知情权的证据。让患者及其亲属能客观认识诊疗目的、效果、可能产生的并发症及意外等情况，充分享有知情权。

在患者接受诊治的过程中，需要患者履行的知情同意手续包括以下几个方面：

（1）术前、术中知情手续：手术前主管医生会与患者进行术前谈话，并签署手术知情同意书，其内容包括术前诊断、手术指征、手术方式、可选择的诊疗方法及优缺点、术中和术后的危险性、可能的并发症及防范措施。术中置入身体的内置物（如吻合器、固定器等），术前谈话中会记明选择的类型；术中病情变化或手术方式改变需及时告知患者家属，并由被委托人在告知单上签名。手术的不确定因素较多，手术引起患者新的疾病甚至死亡的风险与疾病的治疗效果相伴相随。有时候手术可能达不到根治疾病的目的，达不到患者希望的理想状态，甚至使患者失去生命。手术风险具有不确定性、不可预测性等特征。

（2）如果在治疗中进行临床试验、药品试验、医疗器械试验及其他特殊检查、特殊治疗，主管医生将在治疗前向患者及家属告知相关情况，征求意见，由患者及家属签署同意检查、治疗的知情同意书。

（3）创伤性诊疗知情手续：对患者进行任何创伤性诊疗均需进行谈话告知并签写同意书；内容包括当前的主要病情、采取创伤性诊疗活动的目的及必要性、医疗风险、其他可选择的诊疗方法及优缺点、可能的并发症、注意事项及防范措施。

（4）麻醉知情制度：在进行麻醉操作前，麻醉医生会告知患者相关情况，并由患者或被委托人签写同意书。告知内容包括术前诊断、麻醉名称及方式、麻醉风险、防范措施。

（5）输血知情制度：输血前经管医生会向患者告知相关情况，并由患者或被委托人签写同意书。告知内容包括输血的目的、必要性、种类、数量、可能发生的风险、并发症及防范措施。

61. 手术前患者及家属需要了解哪些内容？

手术前的患者和家属最重要的是要解除思想顾虑，做好心理和生理各个方面的准备。患者及家属可以向主管医生或主刀医生咨询手术目的、麻醉方式、手术方式以及术中、术后可能出现的各种风险或不适等情况。同时配合医务人员的指导，做好术前准备，术前因其他疾病服用药物的应向医生说明，以明确是否需要停药。

62. 患者手术前为什么需要禁食、禁水？

绝大部分的手术都会要求患者术前禁食、禁水，保持胃肠道的排空状态。这是因为手术麻醉诱导时患者肌肉处于松弛状态，这时胃里如果有食物和水，可能会反流到咽部、口腔，或反流到气管和肺引起**误吸**，威胁患者的生命安全，手术后肺炎的发生率也会增加。为了患者的安全，严格执行手术前禁食、禁水的时间是相当重要的。

近年来术前禁食12小时的传统观念已经改变，因为这种方式不能确保胃部排空，还可能造成患者不必要的脱水和**应激状态**。目前，成人患者无**误吸**危险因素的指标为：禁食固体食物至少8小时；术前2小时禁饮；麻醉前1~2小时服用口服术前药。对特殊患者，例如有活动性反流或做胃肠道手术的患者，更严格的限制是必要的。

63. 手术知情同意书中写了那么多并发症，是否都会发生？

并发症是指患者发生了现代医学科学技术能够预见、但却不能避免和防范的不良后果，一般分为两种情况：一种是指一种疾病在发展过程中引起另一种疾病或症状，如消化道肿瘤可能有引发肠梗阻、肠穿孔或大出血等并发症；另一种是指在临床诊疗和护理过程中，患者因治疗一种疾病而合并发生了与诊疗这种疾病有关的另一种或几种疾病或症状。外科手术并发症是影响手术效果极为重要的因素，也常常是损害患者健康甚至致死亡的重要原因。手术知情同意书中写的并发症均是基于手术对组织器官损坏可能带来的病症，术中、术后是否发生并发症受多种因素影响，每位患者的自身状况、疾病情况、医疗单位及医生的技术水平等许多因素都是影响并发症是否会发生的因素，并发症的发生的机率也受多种因素影响，比如高龄患者手术并发症发生的机率就大于年轻患者。需要说明的是，手术知情同意书中写的并发症只是告知有此可能，并非一定发生，实际上，手术发生的重大并发症机率不高，而且医护人员也会尽力减少并发症的发生，患者有权知道可能发生的并发症，但也不要被"吓住"。

64. 手术当天患者家属应该做点什么？

手术当天患者的直系亲属应该在患者进入手术室前到达病房陪伴患者，这对患者是一个安慰。在手术进行过程中，家属需在手术等候区耐心等待，不要离开，因为在手术中如果发生特殊情况，医生需要及时找家属商谈，并请家属做出决策。手术结束后，患者回到病房，在向手术医生和麻醉医生了解病情后，家属就可以按照医院要求留人陪护或由院方监护。

65. 为什么手术前需要患者进行呼吸道准备？

患者手术前要进行呼吸道准备，这是因为手术后患者伤口疼痛而不敢深呼吸、咳嗽和排痰，导致呼吸道分泌物在气道内积聚，降低了肺的通气量，加重气道阻塞，造成肺不张，呼吸道易感染而致肺炎。

吸烟的患者应该在手术前1~2周停止吸烟，以减少上呼吸道的分泌物。

练习正确咳痰，方法是：腹式呼吸（用鼻深吸气，尽力鼓起腹部，屏气1~2秒后，嘴唇微缩成吹蜡烛状缓慢呼气，呼气时腹部自然回缩）数次→深吸气→憋住气→放开声门，收缩腹肌使气体快速冲出将痰咳出。

有呼吸道炎症者，术前应用抗生素、雾化吸入等治疗，待感染控制后才可以接受手术。

66. 手术前一天为什么要做手术区域皮肤准备？

皮肤是机体的天然防御线，手术会破坏此防御线而增加感染的机率。手术前进行皮肤准备的目的就是预防手术后切口感染。皮肤准备通常在手术前一天进行，皮肤准备的内容包括除去患者手术区域的污垢及微生物。此外，手术前一天患者还应修剪指甲、剃毛、洗头、洗澡。小儿可以不剃体毛，只做清洗。

67. 患者手术日需要做什么准备？

患者手术日不要化妆，要去除患者的唇膏、指甲油，以便于手术中观察患者末梢血液循环情况；要取下活动性假牙，因为假牙可能会脱落而阻塞呼吸道；取下发卡、假发、金属物品、饰物等，因为金属会导电，饰物会伤及患者；将随身携带的所有贵重物品，如首饰、钱、手表交由家属保管；助听器等可暂时佩戴，便于与手术室工作人员沟通，可于手术前一刻取下。患者贴身穿着干净的病服；依照要求禁食、禁水；术前要排空膀胱，其目的是为了避免麻醉后造成手术台上排尿，避免手术过程中误伤膨胀的膀胱，避免患者手术后因受麻醉影响或麻醉未清醒而发生排尿困难。

68. 手术中是否需要输血？输自己家属的血是否更安全？

输血是一种治疗手段，术中输血是在出血量达到了输血指征时，给予适量的血液补充，如果术中出血不少但未达到输血指征，考虑术后恢复的问题也可以给予适量输血，所以术中是否输血还得依照患者病情由医生决定。

直系亲属不能相互输血是一个医学常识，只是很多人都被电视剧里演绎的亲属输血剧情所误导。"献血法"中明确规定，为保障公民临床急救用血的需要，国家提倡并指导择期手术的患者自身储血，动员家庭、亲友所在单位及社会互助献血。对于亲友互助献血，人们会有一个误区，就是献血之后血直接给自己的直系亲属用。事实上，亲朋好友参加互助献血之后，血站会规避直系亲属间相互用血。因为有时亲属间（如父母与子女）输血后出现排斥反应的危险性比非亲属间输血的危险性要大得多，严重者可危及生命。再者，很多人觉得自己的亲人平时身体看上去很健康，这并不能真正代表亲人身体真的健康，有一些病症有很大的潜伏性，仅凭人们的肉眼根本无法判别。因此，患者输血治疗应避免使用亲属供者的血液，亲属献血后可由血液中心调剂使用。

69. 手术前放置锁骨下静脉穿刺管有什么作用？

肝癌患者手术前及术后一段时间不能正常进食，需要通过静脉输液的方式补充人体所需的营养及水分；手术前后需要的治疗药物大部分也需要通过输液给予。常规的方法是通过手、脚上的外周静脉穿刺进行输液，这种方法的缺点是每天需要静脉穿刺，给患者带来不适；穿刺后穿刺部位不能做较大的动作，否则针头容易脱落，这就限制了患者的活动幅度；另外，外周静脉一般都比较细，血液流速慢，输注营养液或者对血管有刺激的药物时容易出现静脉炎，可表现为局部红肿、疼痛。锁骨下静脉在两侧锁骨的深处，是接近心脏的大血管，通过锁骨下静脉穿刺后置入特殊的导管可以保留1个月以上，避免反复穿刺；导管固定后患者可以随意活动，不用担心导管脱出；由于锁骨下静脉是中心静脉，管径较粗，血液流速快，药物输注后很快就被稀释，因此很少出现静脉刺激症状或静脉炎。目前这项技术已十分成熟、安全，需要手术或长期输液治疗的患者均可进行锁骨下静脉穿刺置管。

70. 患者在被接入手术室前应做好哪些准备？

准备接受手术治疗的患者除按医嘱做好**备皮**、禁食、禁水等准备外，在被接入手术室前还需注意做好以下事项：①将假牙摘下交给家属保管，以免术中脱落造成意外；将手表、首饰、发卡等摘下，以防止造成压疮及意外伤害；勿将钱及贵重物品带入手术室，以防遗失；②有以下情况时请告知医护人员：发热或月经来潮，体内有金属植入物、起搏器，对某种药物及消毒液有过敏史；③不要涂口红和指甲油，以免影响医护人员观察病情；若纹过唇，须告知医护人员；④患者在被接入手术室前需排空尿、便；身穿住院患者服（不穿任何自己衣物）入手术室。

71. 手术有什么流程？

接患者入手术室时核对患者信息→在手术等候区等候，再次核对患者信息后进入手术间→进行输液、导尿等手术前准备→麻醉→实施手术→手术结束后如有需要进入麻醉恢复室或重症监护病房进行严密观察和监测，直至患者清醒、**生命体征恢复稳定**→安全返回病房。

72. 手术小组主要有哪些人员参加？

一般一台手术由主刀医生、2~3名助手、麻醉师、器械护士及巡回护士共同完成，如手术中需要射频消融、术中放疗等特殊治疗，还需要其相关医生及技术人员参与。

73. 手术室如何保障术中物品清点的正确性？

清点术中物品是手术过程中一项重要的工作，目的是严防术中物品遗留患者体内而造成对患者的伤害。手术室有完善的清点制度，要求所有手术人员按照制度严格清点。医护人员在手术开始前、关闭腔隙前、关闭腔隙后、缝合皮肤前后分别进行清点。在清点过程中，说出物品的名称、数量和总数，尤其注意清点缝针、器械、敷料等的完整性，同时由巡回护士记录清点数据。若发生清点有误，立即停止关闭腔隙或缝合皮肤，共同寻找物品，直至物品清点无误后再继续操作，始终将患者的医疗安全放在第一位。

74. 手术的主要麻醉方法有哪些？

手术的主要的麻醉方法有三种：全身麻醉（简称全麻）、局部麻醉（简称局麻）和椎管内麻醉。

每一种麻醉还有许多不同的形式和操作方法，麻醉医生会根据手术方式和患者自身状况选择最佳的麻醉方法。

75. 什么是全身麻醉?

麻醉医生既可以通过呼吸面罩或气管导管给患者吸入全身麻醉药，也可以通过静脉途径给患者注射麻醉药。麻醉药物产生中枢神经系统抑制，大脑不能从神经系统那里接受任何的疼痛信号，患者表现为暂时神志消失、全身痛觉丧失、遗忘、反射抑制和骨骼肌松弛。麻醉药物对中枢神经系统抑制的程度与体内药物浓度有关，并且可以控制和调节。全身麻醉期间，麻醉医生会使用各种设备严密监测患者的**生命体征**和各重要脏器的功能，适当调整麻醉深度。这种抑制是完全可逆的，手术结束后停止使用麻醉药物，体内残存的麻醉药物可以被代谢分解或从体内排出，患者的神志及各种反射会逐渐恢复。

76. 全身麻醉对大脑会不会有损伤?

常有患者问："全身麻醉会不会损伤大脑影响智力或记忆力?"回答是否定的。目前临床使用的所有全身麻醉药其作用都是短暂的、一过性的，即停止使用后经过短时间的代谢分解，排出体外，其麻醉作用也会完全消失，更不会遗留中枢神经系统的任何伤害和不良反应。因此，不必担心全身麻醉会损伤患者的大脑。

77. 什么是局部麻醉?

局部麻醉是将局麻药应用于身体外周局部神经时,只产生躯体某一部位的麻醉,使该部位不感觉疼痛。局部麻醉是非常安全的,不会对组织产生损害。常用的局部麻醉有表面麻醉、局部浸润麻醉和神经阻滞麻醉。表面麻醉是将局麻药与局部黏膜(如眼黏膜、鼻腔黏膜、口腔黏膜等)直接接触,穿透黏膜作用于神经末梢而产生局部麻醉作用。通常说的"局麻"主要是指局部浸润麻醉。局部浸润麻醉是沿手术切口分层注射局麻药,麻醉组织中的神经末梢而产生局部麻醉作用。神经阻滞麻醉不是把局麻药用于神经末梢,而是把局麻药注射于神经干(丛)旁,阻断神经的传导功能,达到手术无痛。常用的神经阻滞麻醉有臂丛麻醉和颈丛麻醉。

78. 什么是局麻强化麻醉?

有些可以在局部麻醉下完成的手术,由于患者会感觉到紧张、恐惧,甚至不配合行为,需要在局部麻醉的同时辅助基础麻醉。基础麻醉就是静脉应用一些药物使患者进入一种类似睡眠但非麻醉的状态,患者保留自主呼吸,对手术过程无知晓。手术过程中要求麻醉医生连续监测患者的心电图、呼吸、血氧等重要生命体征,掌握好用药剂量和浓度,同时要准备好急救设备,及时发现和处理一切异常情况。

79. 通常所说的"全麻"或"半麻"指的是什么？

"全麻"即全身麻醉，手术中患者将完全失去知觉和痛觉，医生经静脉将麻醉药物注入患者的体内，在患者睡着后将气管插管插入，帮助患者呼吸，并吸入麻醉气体。

"半麻"包括硬膜外麻醉、腰麻（蛛网膜下腔麻醉和腰硬联合麻醉）。"半麻"下患者是清醒的，如果患者希望睡着，也可以给予镇静剂。

80. 什么是气管插管？患者会不会很难受？

全身麻醉后患者的自主呼吸消失，为确保患者呼吸道通畅，需要在患者的气管内置入一根气管导管与麻醉机相接以控制呼吸。气管导管通常从患者的口腔或鼻腔插入气管内，插管前麻醉医生会从静脉注射一些药物使患者意识消失、呼吸停止、肌肉松弛（临床上称为麻醉诱导），然后才行气管插管，所以患者对整个插管过程没有感觉，也不会感到难受。

81. 麻醉有风险吗？

麻醉和其他诊治方法一样，从理论上说都有一定风险。但是，实际上，麻醉的风险很小，因麻醉而发生危险的机率极低。麻醉的风险不仅与外科手术大小、种类、麻醉方法有关，而且与患者术前的身体状况及内、外科疾病有关。实施麻醉后会影响患者生理状态的稳定性，手术创伤和失血可使患者生理功能处于**应激状态**、外科疾病以及并存的内科疾病会引起不同程度的病理生理改变，这些都能增加麻醉的风险。因此"只有小手术，没有小麻醉"。麻醉医生的工作就是使这些风险降到最低，手术前会完善一些必要的检查和准备，将患者的身体调整到最佳状态，手术过程中会利用先进的仪器随时监测患者的**生命体征**，以保证麻醉安全。如发现由于手术、麻醉或是患者原有的疾病产生威胁患者生命的问题，会及时采取各种措施，维持患者生命功能的稳定。

82. 手术前患者一直在服用的心血管药物（例如降压药、抗凝药、治疗心律失常的药）需要停用吗？

降压药及治疗心律失常的药物手术前不要停药，手术当天早晨也要继续服用，这样有利于手术中维持患者的循环稳定，降低手术风险。**围手术期**抗凝药的应用有严格的要求，要咨询主管手术医生和麻醉医生，按医生的指导服药。

83. 患者可以选择麻醉方式吗？

可以。一些手术可以采用多种麻醉方法，麻醉医生在了解、分析手术要求和患者具体情况之后，将会选择一种合适的麻醉方法，并对患者做必要的解释。如患者对某种麻醉有自己的看法，可以对医生提出，医生会考虑患者的意见并结合麻醉原则要求制订出安全、有效、舒适的麻醉计划。

84. 手术前患者特别紧张怎么办？

多数人接受手术治疗时都会紧张，这是正常的心理反应。消除患者的紧张情绪是麻醉医生术前访视要做的一件事，访视时麻醉医生会向患者解释手术前、后的程序，患者也应要放松心情，对有疑问的问题可向医生咨询以消除疑虑。患者家属应该配合医生做一些安抚工作，尽量减轻患者的紧张情绪。如果患者晚上不能入睡可告诉值班医生，值班医生可以给患者服用一些安眠药物。手术前充足的休息、保持良好的体力对手术和术后恢复很重要。

85. 肿瘤手术通常采用哪种麻醉方式？

肿瘤手术的麻醉方式有多种：吸入麻醉或静脉－吸入复合全身麻醉、持续硬膜外麻醉、局部阻滞麻醉等。麻醉方式要结合肿瘤患者的具体情况及手术特点来选择，既要保证患者安全，又要满足手术中无痛、肌肉松弛、消除内脏牵拉反射等手术要求。目前，大部分肿瘤手术因为手术需要切除的范围大，对麻醉的要求较高，除一些简单的小手术采用其他的麻醉方式外，通常都采用全身麻醉。肝癌手术采用全身麻醉方式。

86. 患者应该怎样配合麻醉和手术？

麻醉与手术能否顺利进行，除了医务人员的技术水平和认真负责的工作态度外，患者配合也十分重要。

（1）要树立信心，相信医生，放松心情。过分紧张，睡眠不好，可使手术当天血压波动，影响麻醉和手术。

（2）要严格按照医生的嘱咐进行准备。对医生要讲实话，尤其是全身麻醉手术前是否吃了东西、是否发热、女性患者是否有月经来潮等都应先告诉医生，让医生考虑是否延期手术，以免引起不良后果。

（3）进手术室前要排空尿便，戴有活动假牙的患者要取下假牙，以防麻醉插管时脱落，误入食管或呼吸道。不要把贵重物品带进手术室。

（4）不同的手术、不同的麻醉所采取的体位不同。腰麻和硬脊膜外麻醉需患者采取坐位或侧卧位进行穿刺操作，医生和护士为您摆好体位后不能随意移动或改变，如有不适或疼痛可告诉医生。乱动会影响穿刺操作。

（5）有的手术要插导尿管或胃管，这些导管都会给患者带来一些不适或疼痛，需要忍受，千万不能自己将导管拔出。

（6）非全身麻醉手术，患者在手术台上处于清醒状态，应安静闭目接受手术，不要随意和医护人员谈话，更不要猜疑医护人员的某些谈话，以免引起误会或枉背包袱。

87. 松动的牙齿或假牙对麻醉有影响吗？

如果患者有大松动的牙齿或可摘假牙，麻醉医生在气管插管时可能会损伤到牙齿，导致牙齿脱落、牙龈出血，牙齿或假牙可能会掉入气管引起窒息。所以，大松动的牙齿特别是门牙，术前应拔除或请口腔科医生处理，可摘假牙术前应取下。小松动估计不会脱落的牙齿或固定假牙不需取出。整口的假牙不用摘掉，戴着还可以保护牙龈，起支撑作用。

88. 年龄不同对麻醉的反应有什么不同？

一般来讲，处于相同环境中年龄越大，麻醉与手术风险越大。与年轻患者相比，老年患者常合并有糖尿病、高血压、心血管疾病、脑血管病等全身性疾病，这些高危险因素会增加手术及麻醉的困难程度。对于老年患者，除非紧急手术，需要在手术前将患者的各项合并症尽可能控制在代偿良好的范围内，以降低麻醉风险。老年患者对于麻醉药的耐受程度、代谢排泄都要差于年轻患者，麻醉风险增加。但麻醉和手术的风险是由多种因素决定的，比如麻醉医生的经验、患者所就诊医院的综合实力等，所以手术风险应该结合环境因素综合判断，只要准备充分，给老年人做手术也可顺利完成。

89. 麻醉后恢复室是怎么回事？

麻醉后恢复室又称为麻醉后监测治疗室，负责对麻醉后患者进行严密观察和监测，直至患者的**生命体征**恢复稳定。恢复室紧邻手术室，以便于麻醉医生或外科医生对患者的观察及处理，如发生紧急情况也便于送往手术室进一步治疗。

手术与麻醉都会在一定程度上扰乱人体的正常生理，特别是对那些术前一般情况较差、经受了全身麻醉或大型手术的患者。手术后患者如存在麻醉未醒、呼吸循环功能不稳定等需要持续监护的情况，将被送入麻醉恢复室。麻醉恢复室内配备有专门的麻醉医生、麻醉护士及齐全的设备，能实施及时有效的监测和抢救，使患者顺利度过手术后、麻醉后的不稳定时期，保障患者的安全。

90. 术后疼痛对患者有什么影响？常用的术后镇痛方法有哪些？

术后疼痛可引起患者心率增快、血压升高等症状；患者还可因疼痛无法或不敢用力地咳嗽，可能会导致肺部并发症；疼痛导致的胃肠蠕动减少会使胃肠功能恢复延迟；疼痛造成的肌肉张力增加、肌肉痉挛、限制机体活动等会促使深静脉血栓的形成；疼痛还可导致失眠、焦虑、恐惧等情绪障碍。手术后疼痛控制不佳是发展为慢性疼痛的危险因素。

目前常用的术后镇痛方法是放置术后自控镇痛泵。术后自控镇痛泵给药途径有三种：①经过静脉途径：通道接在静脉内给予镇痛药；②经过硬膜外途径：通道接在硬膜外腔给药；③经过皮下或神经根途径：通道接在皮下或神经根给药。一般无需借助手控开关，自动开关给药即可满足患者需求。个别疼**痛阈**较低的患者可加用手控开关，根据疼痛的程度患者可自行按压手控开关增加镇痛药物的剂量。手术后自控镇痛泵更容易维持最低有效镇痛药浓度，且给药及时、迅速，基本解决了患者因为个体差异对于止痛药的需求，有利于患者在任何时间、不同疼痛强度下获得最佳止痛效果。

91. 术后患者躁动怎么办？

全麻手术后由于各种原因（药物残余作用、疼痛刺激、导尿管刺激、术前过度紧张焦虑等），有些患者可能出现情绪波动、躁动不安，这时家属应该配合医务人员做好患者的固定工作，以防其跌落或碰伤，同时尽量安抚患者，注意观察异常情况，及时向医生、护士汇报，要有专人陪伴在患者身边，直到其完全清醒。

92. 术后患者恶心、呕吐与麻醉有关吗？

麻醉当中应用的一些药物会导致患者术后恶心、呕吐，女性患者发生机率要高于男性。另外，对部分肿瘤患者，术中会在病变部位（盆腔或腹腔内）预防性应用一些化疗药物，这也会导致术后的恶心、呕吐。预防性的应用止吐药物会减少其发生机率，可减轻甚至避免恶心、呕吐。

93. 术后患者家属需要做点什么？

为了减轻和消除手术给患者身心带来的创伤，使患者尽快康复，往往需要患者家属、亲友的配合及参与才能获得更好的效果，在以下几个方面患者家属都能积极发挥作用：

（1）心理支持：积极安慰和鼓励患者，认真倾听患者的倾诉，并给予支持和理解。帮助患者分散注意力，使患者放松情绪，如帮助患者按摩、锻炼、听音乐等。保持环境的整洁舒适，并始终陪伴在患者身旁。严格遵从医嘱，对有疑虑的患者给予心理疏导，讲解治疗的重要性。

（2）切口照顾：保持局部的清洁和卫生，避免伤口感染，伤口拆线前尽量避免碰撞挤压。发现伤口有感染、化脓、流血等情况时应请医护人员处理。

（3）保护引流管观察引流液：对引流管要注意是否通畅，观察其引流量、引流液的色与质。在患者翻身或下床活动时则应固定好引流管，防止其脱落。

（4）按医嘱要求提供饮食：术后饮食应严格遵守医务人员的嘱咐。消化道术后等胃肠道功能恢复后，饮食初起应为流食、半流食，如牛奶、稀饭、藕粉、红枣粥、肉汤等；继而是易吞食、易消化、营养丰富的软食，如面包、馄饨、面条等，配以肉、鱼、蛋、豆制品、蔬菜、水果等。对部分虚弱或胃肠功能不足的应采用少量多餐的方式。

（5）协助患者早期活动：术后活动可以分床上活动和离床活动两种。床上活动主要是为患者翻身、拍背、按摩腿部或进行上下肢活动。为带有输液管或其他导管的患者翻身时，应保护好导管以免脱落，翻身后检查各导管是否扭曲、折叠，注意保持管道通畅。尽早离床活动可以增加肺的通气量，有利于气管分泌物的排出，减少肺部并发症；促进血液循环，防止静脉血栓的形成；促进肠蠕动恢复，腹部手术患者减少肠粘连；有利于患者排尿，防止尿潴留。但是，患者担心活动会使疼痛加重，甚至怕切口裂开。因此，应帮助患者消除顾虑，并协助其活动。离床活动应在患者的病情稳定后才进行，在护士或陪护家属的协助下，先让患者在床边坐几分钟，无头晕不适者可扶其沿床边走几步。患者情况良好时可进一步在室内慢慢走动，最后再酌情外出散步。

94. 手术后患者该如何与医护人员配合，以利于身体的康复？

癌症和其他疾病一样，有相当数量的患者是可以治愈的。对癌症不要过分恐惧和悲观。因为消极情绪不但无助于治疗，而且可因精神过度紧张和焦虑，寝食不安而降低机体的抵抗力，对术后恢复不利。既然手术已经成功，手术后患者更应放下思想包袱，吃好、睡好，增强自身的抵抗力。

癌症手术通常都需要在全身麻醉下进行，麻醉过程中需要在患者的气管内留置一根导管，所以，手术后可能会痰液比较多，为防止呼吸道感染，要尽量把痰液排出。

　　饮食方面也要做到荤素搭配，多补充蛋白质、维生素、矿物质等，使摄入的营养比消耗的多，以提高机体的抗癌能力。如果医生没有提出特别要求，原则上不必忌口，多吃富于营养的食物，如肉、鱼、蛋、豆类、谷类等，尤其要多吃新鲜蔬菜和水果，因其中含有丰富的维生素C，对抗癌有一定的作用。不要吸烟，不要喝酒，不吃酸、辣等刺激性的食物，不吃过冷或过热的食物。

　　治疗癌症的手术常常需要部分或全部切除某个器官，这对生理功能损伤较大，因此恢复时间可能会较长。患者伤口愈合后应适当进行锻炼，但要适度、量力而行，循序渐进，持之以恒。

95. 肝癌患者术后为什么要采取半卧位？

　　术后半卧位的意义有：降低腹壁张力，减轻腹胀和疼痛；使膈肌下降，胸廓上升，有利于呼吸；使腹腔积液局限于盆腔，减少炎症发生；利于腹腔液体排出和盆腔积液的引流。

96. 术后没有痰，为什么医生还鼓励做咳痰动作？

　　肝癌患者术后因卧床、伤口疼痛，胸廓缺乏扩张运动，末梢肺泡呈闭合状态，分泌的黏液容易聚集，形成肺不张和坠积性肺炎，导致肺部感染。做咳痰动作时气流冲击可使末梢肺泡扩张，同时因负压的作用使聚集在末梢肺泡中的黏液向主支气管运动，排出体外。

97. 如何帮助患者咳痰？有哪些方法？

常常可以看到一些患者因为痰咳不出来而脸憋得青紫，鼻涕眼泪一个劲儿地流，可痰就是咳不出来。怎样使患者把痰顺利排出来呢？除去药物的作用以外还有体位引流和拍震的方法。

所谓体位引流，就是利用重力的原理，使痰经过支气管、气管被咳嗽出来。如果痰液位于肺部上叶尖部，可取坐位引流。其他都应该取头低位的仰卧位、俯卧位引流。每次 5~10 分钟，每天 2~3 次。体位引流前如果给患者做一次雾化，吸入促进痰液稀释的药物，往往能收到更好的效果。

拍震法是用空心拳拍打患者的背部，通过震动促进粘在气管、支气管上的分泌物脱落下来，最终由患者咳嗽出来。在患者的背部覆盖上一条毛巾，然后拍震 5~10 分钟，让患者用力咳嗽，痰一般也就咳嗽出来了。对于一些体质比较弱的患者，只能是半卧位，或者是坐在床上，家属可以从上至下、从外向内，快速地拍打患者的背部，或者是侧胸，这样促进痰液从外周到主气道，因为痰只有到了支气管和气管，才能咳出来。

无论是体位引流还是拍震操作，都要以患者的病情能否耐受为前提，操作的时间和强度也要依照患者的具体情况而决定。

98. 患者术后为什么要穿弹力袜？

手术时间长、术后患者卧床等，都可能造成手术后下肢静脉血栓的发生。此外，肝癌、肥胖、高龄、留置中心静脉导管等也容易导致下肢静脉血栓的形成。局部可能出现的症状包括肿胀、疼痛或压痛、静脉曲张等。弹力袜又称抗血栓梯度压力带，能有

效预防术后下肢深静脉血栓。它的原理是从脚踝往上到大腿根部
有逐级递减的压力，利于下肢血液回流。

腿长型弹力袜

99. 怎么正确有效地穿弹力袜？

弹力袜要正确穿着并认真保护，才能有效发挥其抗血栓的
功效。

（1）护士根据患者体型选择合适尺寸的袜子；弹力袜分两
种长度，一种是腿长型，适合卧床的患者；一种是膝长型，适合
能够下地活动的患者。手术后的患者，根据病情由腿长型逐渐过
渡到膝长型。

（2）手术当天早晨，护士为患者穿好腿长型弹力袜，再送
患者去手术室；或者手术后回病房，立即为患者穿上弹力袜。两
者无差异。

（3）早上起床前，躺在床上穿袜子；如已起床，让患者重
新卧床，抬高下肢10分钟，使静脉血排空再穿。保证穿好的弹
力袜平整无皱褶。

（4）每天可以脱下弹力袜两次，建议早晚各一次，检查下肢皮肤情况；但每次脱袜时间不能超过30分钟，休息活动片刻后请再次穿上弹力袜。经常检查袜子有无皱褶、滑落，以避免影响效果，甚至增加发生血栓的危险。

100. 出院后还需要继续穿弹力袜吗？

需要。一般需要穿到术后3个月。如果护士给患者发了腿长型和膝长型两双弹力袜，那么，当患者每日下床活动时间大于4小时，可由原来腿长型改为膝长型弹力袜。

101. 弹力袜如何保养？

弹力袜需保持清洁，应用温水、中性皂液手洗，不要用力过猛，避免损害特殊弹性纤维，请勿使用漂白剂、热水或洗衣机清洗、脱水，清洗后吊挂或平铺阴干，避免阳光暴晒损伤袜子。应勤剪手脚指甲，在干燥的季节要预防脚后跟皮肤皲裂，在穿或脱弹力袜时应特别注意避免刮伤弹力袜。此外，还要经常检查鞋内是否平整，防止杂物造成弹力袜不必要的磨损。

102. 手术后患者为什么会出现发热？

在手术后3~5天内患者体温常会有轻、中度的升高，通常在38℃左右，这是机体对手术创伤的一种正常反应，不需要特殊处理。如果体温高于38℃或患者对体温升高感觉不适，可给予温水擦浴、酒精擦浴、冰袋冷敷等方法进行物理降温。一般在手术3~5天后体温可以逐渐恢复正常。但如果术后体温升高持续不降或术后 3~5 天体温恢复正常后又升高，则有可能是发生了切口感染或其他并发症，医生会查找原因，并进行相应的处理。

103. 手术后患者为什么要进行早期活动？

由于手术创伤的打击，精神和体力的消耗，加之有的患者也害怕起床活动会影响伤口愈合，一般患者手术后都愿意静卧休息。其实，早期活动可使患者机体各系统功能保持良好的状态，预防并发症的发生，促进术后身体的康复。早期活动有什么好处呢？

早期活动可以增加患者的肺活量，促进呼吸和肺扩张，可减少肺炎、肺不张的发生；促进血液循环，防止下肢静脉血栓形成；避免因肢体肌肉不活动而导致的肌肉萎缩；促进胃肠蠕动和排气，减轻腹胀和便秘；促进膀胱功能恢复，避免排尿困难；活动还可以增进患者食欲，利于身体康复。

手术后当天，患者即可在床上进行深呼吸，四肢屈伸活动及在他人协助下翻身，次日可在协助下床边扶坐，无不适可扶床站立，室内缓步行走。活动时要掌握循序渐进、劳逸结合的原则，逐渐增加活动范围和活动量。避免没有准备而突然站立。感觉头晕、心慌、出虚汗、极度倦怠时应及时休息，不可勉强活动。

104. 什么是清流食、流食、半流食和软食？

清流食：又称清流质饮食，是一种限制较严格的流质饮食，包括水、米汤、果汁等。

流食：又称流质饮食，是食物呈液体状态，包括有稠米汤、豆浆、牛奶、菜汁、清鸡汤、清肉汤等。

半流食：又称半流质饮食，是一种半流质状态、纤维素含量少、容易咀嚼和消化、营养丰富的食物，如粥、面条、鸡蛋羹、豆腐脑、碎菜叶等。

软食：又称软质饮食，是指一类质软、粗硬纤维含量少、容易咀嚼和消化的食物，如软米饭、馒头、包子、面条和各种粥类。肉类应剁碎，菜应切细。蛋类可用炒、煮和蒸等方法。水果应去皮，香蕉、橘子、猕猴桃等均可食用。

105. 肝癌患者术后近期饮食有哪些注意事项？

肝癌手术过后的饮食非常重要，稍有不慎不仅会影响患者的康复，还可能带来更多的损害。因此，手术后饮食调理是非常重要的。

在食物的选择上有三个注意事项：

（1）保证饮食的多样性：手术后要多进食营养价值比较高、清淡而又容易消化吸收的食物，尤其是**优质动物蛋白质**；其次是补充微量元素，尤其是锌与钾。锌是化学反应中的媒介，在促进蛋白（尤其是胶原蛋白）的合成中起重要作用；再次是各种维生素及纤维素的补充。它们可以增加抗感染的能力，而维生素A、维生素C、维生素E还可以促进伤口愈合；要避免食用猪油、动物内脏、鳗鱼，少吃肥肉及含胆固醇较高的海鱼等，还要避免烟、酒及浓茶等。

（2）根据术后时间选择食物：多数肝癌患者术后2~3天开始恢复肛门排气，这表明肠道的功能开始恢复。早期进食和活动可增进肠道蠕动的恢复。如无特殊情况，排气后可进流质饮食（粥水、汤水等），饮食一般第一阶段开始以清流食为主，如米汤、藕粉、果汁等，随病情稳定进入第二阶段，改为流食，如牛奶、豆浆等；第三阶段改为半流食，如粥等；第四阶段为软饭或普通饭。

106. 手术后留置的腹腔引流管有什么作用？为什么引流管有血性引流液？

肝脏手术后腹腔引流的作用主要有两方面：①将腹腔及创面的渗液、渗血及时引流到体外，避免积液引起感染；②观察术后有无出血、胆瘘等并发症，便于及时处理。

术后24小时内肝脏创面有少量渗血是正常现象，少量、淡血性的引流液属正常。如引流液鲜红、量多，短时间超过300ml，或患者伴有心慌、大汗淋漓、脸色苍白等症状时应考虑出血可能性，应立即请医护人员处理。

107. 肝癌患者术后何时可以拔除腹腔引流管？

肝癌术后何时拔除腹腔引流管由引流量决定，如持续2~3天引流液清、每天引流液量少于100ml，可在术后2~3天拔除。但如手术创面较大、术后渗出较多，需在1周后引流量减少后再拔除更安全。

108. 肝癌患者术后几天拆线？拆线后几天可以洗澡？

一般术后7~9天可以拆线。能否洗澡首先要看伤口的愈合情况，一般愈合良好，无红肿、疼痛、化脓等，拆线3~7天就可以洗澡了，但是伤口局部不应该浸泡时间过长，毕竟局部刚愈合伤口皮肤较薄，长时间浸水容易引发感染。其次，要看患者身体恢复情况，患者术后体质弱，长时间洗澡容易造成虚脱。洗澡以淋浴为主，注意不要用力揉搓伤口，水温适宜，时间不宜过长，体质弱的患者洗澡时需有人陪伴。

109. 肝癌治疗后为何会出胸水?

肝癌治疗无论是手术还是介入治疗后，患者常规胸片检查时往往会发现伴有少量到中等量胸水，部分患者还可伴有咳嗽、低热或活动后轻度气喘等不适症状。这是什么原因呢？是肿瘤转移到肺部所致的吗？可以明确告诉大家，肝癌治疗后患者出现胸水，大多数情况下是非肿瘤因素所致，不必惊慌。通常的原因有：①手术或介入治疗直接刺激膈肌导致胸膜渗出增加；②肝淋巴的流量增加使胸膜淋巴管扩张，胸膜淋巴受到淤积和破坏，淋巴液外溢而形成胸水；③治疗后导致的肝功能不佳继发引起低蛋

白血症，胶体渗透压较低，会诱发组织液漏出；④术后肺内感染
继发性胸水等。对这类胸水的对策是对症治疗，一般情况下不必
抽胸水，可逐渐自行吸收。

110. 什么是术后肝功能失代偿？有哪些表现？

肝脏是人体必需器官，具有复杂的生理功能。肝癌患者常合
并慢性肝炎、肝硬化、基础肝脏功能不佳，手术再切除部分肝脏
后容易出现肝功能失代偿。表现为肝切除手术后肝脏代谢功能异
常，不足以维持正常的生理功能，从而出现皮肤、黏膜黄染，腹
水，胸水，皮下、牙龈、伤口出血、渗血等表现。

111. 术后黄疸是怎么回事？

人体血液中血红蛋白新陈代谢过程中产物胆红素，在正常生
理状态下，此类胆红素由肝脏处理后随胆汁排向肠道，再由粪便
排出体外。手术后出现肝功能失代偿时，肝细胞无法全部完成胆
红素代谢，故血液中胆红素水平升高，因其本身呈黄色，沉积在
皮肤和黏膜上便出现黄染，即出现黄疸，黄疸是肝功能失代偿的
一个重要表现。

112. 手术后出现腹水是怎么引起的？

肝脏的一个重要功能是合成白蛋白，白蛋白是维持水分在血
液中的重要成分。当术后肝功能受损，肝细胞产生白蛋白不足
时，机体将水分留在血管内的能力下降，水分从血管跑到组织间
隙或胸、腹腔等体腔，即形成腹水、胸水。水多了，人就不舒

服，这时患者就会感到肚子胀，也就是医生所说的腹胀。

113. 手术后出现腹水怎么处理？

由于肝脏术后腹水主要原因是肝脏产生白蛋白不足造成，故应补充外源性白蛋白并保肝治疗，使肝功能尽快恢复，产生内源性白蛋白。此外，利尿、限制水钠摄入也能起到减少腹水的作用。

114. 手术后腹胀一定是有腹水吗？

肝癌术后腹胀除腹水为常见原因外，因开腹手术后肠道功能未完全恢复，肠蠕动减弱，肠道中的气体不能排出，也可能引起腹胀，通过医生的体检和超声检查以及腹部 X 线片可明确原因。

115. 手术后出现腹水是肝功能衰竭了吗？

肝癌患者手术后单靠出现腹水就判断患者肝功能衰竭是十分不准确的。术后腹水的产生一般是由血液中白蛋白减少，血浆胶体渗透压下降，从而导致血管内外水代谢失衡，血管内的水向血管外流失而形成。肝癌术后白蛋白的减少一般是由一过性的肝脏合成功能减低所引起，多数患者在保肝、对症治疗后可缓解。如持续出现不可纠正的腹水，肝功能化验指标持续恶化并伴有皮肤黄染、意识障碍等严重肝病症状时才可明确肝功能衰竭的诊断。

116. 为什么会出现术后胆瘘？出现了胆瘘怎么办？

肝脏本身即包含肝细胞和胆管系统，在肝切除手术中必然同时切除部分胆管，如术中胆管残端处理不当或术后因感染、坏死、胆道压力升高等原因造成残端开放可能出现胆汁外漏，形成胆瘘。出现胆瘘后最主要的措施是保持通畅的引流和预防感染。

117. 为什么出现胆瘘后要做支架置入手术？

出现胆瘘后在胆管中置入支架可以降低胆道压力，促使胆汁外漏减少。这种处理无需开腹手术即可完成，对患者损伤小，是较常用的胆瘘处理方法。

118. 为什么会出现手术并发症？肝癌术后有哪些常见的并发症？

手术并发症是指因为手术操作而引起的其他组织器官的损伤、缺失及功能障碍。手术并发症的发生与多种因素相关，如患者解剖异常、个体差异、病情轻重不同；手术者技术不熟练、操作粗糙、诊断失误；护理操作不当等。大部分并发症可以避免，也有部分并发症由于目前客观情况及医疗技术水平的限制尚无法完全避免。

肝癌术后并发症包括出血、感染、肝功能衰竭、胆瘘、腹水、胸水等。

119. 出现了手术并发症，应该怎么办？

虽然外科技术已日臻完善，大多数患者手术后都可顺利康复，但仍有少数患者可发生各种不同的并发症。术后并发症总体上可分为两大类：一类为一般性并发症，即各专科手术后共同的并发症，如切口感染、出血和肺炎等；另一类为各特定手术的特殊并发症，如胃切除后的倾倒综合征、肺叶切除术后的支气管-胸膜瘘等。

并发症是指某一种疾病在发生发展过程、治疗和护理过程中，发生了与这种疾病有关的另一种或几种疾病。《医疗事故处理办法》中规定的"难以避免的并发症"是指诊疗护理过程中，由于一种疾病合并发生另一种疾病，而后一种疾病的发生是医务人员难以预料和防范的。这说明，一种疾病并发另一种疾病所导致的不良后果，并非由于医务人员的诊疗护理过失所致，因此不属于医疗事故。目前，我国法律对医疗损害的归责采用过错责任原则，即医疗机构及其医务人员只有在对医疗损害的发生存在医疗过错的情况下才承担民事责任，无过错即无责任。因此，出现并发症后家属应注意以下几点：

（1）对手术前签订的知情同意书要充分了解，因为这时医生对术后并发症会详细告知，患者和家属有了思想准备，出现并发症不会太意外和突然。

（2）向医生了解并发症的严重程度，做好物质上、心理上等各个方面的准备，并积极配合医生的治疗。

（3）相信医生，因为出现并发症后医生也会着急并积极处理，需要得到家属和患者的信任和理解。

（4）稳定情绪，不要对医护人员产生埋怨的情绪，因为并发症的处理和治愈仍然需要医护人员的努力，患者和家属应积极与医生配合，争取尽早恢复。

120. 手术后为什么要放置导尿管？几天拔除？

肝癌手术较复杂，手术时间一般在 3 小时以上，麻醉状态下患者无法排尿，肾脏产生的尿液在膀胱中蓄积，会导致膀胱扩张，所以必须放置导尿管及时引出尿液避免尿潴留，并准确观察尿量，调节补液量。

一般在术后 24~48 小时、患者生命征稳定、清醒能自主排尿后即可拔除导尿管。

121. 如果尿管拔除后不能自行排尿？该怎么办？

绝大多数患者拔除尿管后可自行排尿，但有少数患者尿管拔除后不能自行排尿。出现这种现象的原因可能有患者不习惯在床上排尿、留置导尿管导致尿道黏膜水肿或膀胱敏感性降低等，通常都是暂时性的。建议患者首先要放松紧张情绪，不要太急躁，也可以由家属搀扶患者下床试试，或用热毛巾热敷或手按摩下腹部、或有尿意时听流水声。必要时护士会帮助患者先进行膀胱训练后再拔除导尿管。

122. 患者带导尿管出院需要注意什么？

带导尿管出院的患者需要自行护理。应注意下列事项：

（1）导尿管留置时为避免感染及导尿管阻塞，一定要多饮水，以增加排尿量；每日尿量至少 1500 毫升，以稀释尿液及产生自然冲洗力。

（2）集尿袋引流位置应在患者的尿道口以下，以充分引流尿液，同时避免因尿液逆流造成的尿路感染，但勿放置于地上，可用别针固定于裤腿膝盖左右位置。

（3）导尿管与集尿袋接头应保持密闭，以防受污染。

（4）每日消毒会阴部、尿道口，排便后需注意清洁。

（5）导尿管和集尿袋管不可扭曲或受压，以防阻塞。穿宽松透气的内衣，且不可拉扯，以防出血。

（6）尿量超过集尿袋一半时需要倒尿，并随时观察尿液颜色、量、浑浊度。

（7）如发现尿道口发红、肿痛、分泌物增多，及时到医院就诊。

（8）遵循医务人员指导，及时更换集尿袋与尿管。

123. 术后携带经外周静脉置入的中心静脉导管或锁骨下静脉穿刺管患者出院后应注意哪些问题？

（1）保持局部清洁干燥，不要擅自撕下贴膜；不要随意摆弄体外导管部分，不要过分扭转、反折、牵拉导管。

（2）携带经外周静脉置入的中心静脉导管的患者可以从事一般性日常工作、家务劳动、体育锻炼，但须避免使用这一侧手臂提过重的物品，或做引体向上、托举哑铃等持重物锻炼。携带锁穿管的患者应注意日常穿衣时勿拖、拽导管。

（3）患者可否洗澡取决于患者的整体身体情况，注意洗澡时不要将敷贴弄湿。淋浴前可以使用保鲜膜将导管包裹严密，上下用胶布贴紧，淋浴后检查敷料有无浸湿，如有浸湿及时更换敷料。

（4）避免游泳等可污染无菌区的活动。

（5）注意观察穿刺点周围有无红肿、疼痛、渗出，如有异常及时就医。

124. 术后携带经外周静脉置入的中心静脉导管或锁穿管患者出院后如何换药与封管？

最好在正规的医疗机构换药与封管，经外周静脉置入的中心静脉导管每周一次、锁穿管每周两次更换敷料，同时更换输液正压接头进行冲管，如果发现伤口处有渗血、渗液、脓性分泌物敷料潮湿或松动时要及时换药。

125. 携带经外周静脉置入的中心静脉导管或锁穿管患者出院后出现哪些症状应该引起注意？

（1）高热（体温超过38℃）、寒战、出汗；穿刺点红、肿、热、痛，有脓性渗出物，提示可能出现了与导管相关的感染，需立即就医。

（2）感觉胸闷、气短或胸痛：提示可能出现导管破裂或移位。应该立即到附近医院就医。

（3）置入侧的颈部或手臂肿胀、疼痛，提示可能有血栓形成，应尽快就医。

（4）携带经外周静脉置入的中心静脉导管的患者穿刺侧的手臂沿静脉走行出现疼痛、压痛、发红，或伴有发热、肿胀、触到静脉条索状改变，提示可能出现了静脉炎，需立即就医。

126. 携带经外周静脉置入的中心静脉导管或锁穿管患者出院后出现一些突发问题怎么办？

（1）穿刺处出血：如只是少量出血，不必惊慌，可轻按穿刺点至不再出血，及时更换贴膜。

（2）输液正压接头松脱：消毒后更换新接头。中心静导管的导管为三相瓣膜式开口，正常情况下接头松脱不会引起出血，气体也不会进入体内。如果锁穿管的输液正压接头松脱，应立即将导管打折，以防血液流出或气体进入体内。

（3）体外导管破损：立即在导管断裂处将导管打折并用胶带固定；若导管破损发生在穿刺处，请小心地将导管向体外拔出3~5厘米，并将导管折叠，用胶带固定，立即去医院处理。任何时候都要避免在导管附近使用剪刀或尖锐物品。

（4）不小心将导管拔除：按压穿刺点止血，携带导管及时就医，检查导管是否完整。

127. 肝癌行肝移植手术效果怎么样？

对合并肝硬化、肝功能失代偿的小肝癌（直径<3厘米）患者行肝移植手术，既彻底切除了病灶，又消除了复发的基础，并去除了肝硬化、纠正了肝功能失代偿，实践证明其效果优于肝切除术。但是，其他类型的肝癌行肝移植的效果并不理想。

128. 无法切除的多发肝癌、巨大肝癌患者能行肝移植手术吗？

不管是多发肝癌还是巨大肝癌，一般病期都较晚，即使未发现远处转移，但体内极有可能已有微转移灶，即使换肝后体内仍可能存在癌细胞，加之术后使用免疫抑制剂，机体免疫功能降低，减弱清除癌细胞的能力，术后复发的风险极高，故不适宜行肝移植手术。

129. 合并肝硬化、肝功能失代偿的小肝癌患者想移植其亲属捐献的肝脏可行吗？

可行，但要符合要求。①供受体必须配型成功；②供肝体积要符合受者要求；③供者必须身体健康且可承受取肝手术。目前我国对活体肝移植有严格的限制，要求供肝者必须是患者直系亲属，即父母、子女或夫妻。

130. 肝癌患者行肝移植手术后需要服用多长时间抗排斥药物？

肝癌患者行肝移植手术后需要终生服用抗排斥药物，但是随着移植后时间的延长，抗排斥药物的用量可以逐渐减少。

131. 肝癌肝切除后还要做放化疗吗？

肝脏对射线的耐受较差，以往对肝癌很少使用放射治疗。但是，近年使用适形调强放射的方法，可以在准确照射预定目标的前提下，最大限度保护正常肝组织。所以，对于术中未切净或因肿瘤邻近大血管，无法保证切缘干净的患者，术后可加用放疗巩固疗效。

肝癌对常规的化疗药物不敏感，术后应用全身化疗不能使患者获益。因此，目前肝癌切除后不实施化疗。对于晚期无法切除或有远处转移的肝癌患者，传统的化疗药物大部分不能获益，近年出现的分子靶向药物索拉菲尼（商品名：多吉美）对于肝癌的全身治疗取得了令人振奋的结果，能明显延长晚期肝癌患者的生存期，目前已作为晚期无法切除肝癌患者全身治疗的首选推荐药物。

132. 肝癌手术后复发了还能再做手术吗？

肝癌复发后如为单发或集中在一个肝段或肝叶的癌灶，并且患者可以耐受手术创伤，积极手术仍可能获得较好的预后。

（二）介入治疗

133. 什么是肿瘤的介入治疗？

就是在医学影像设备（血管造影机、透视机、CT、MRI、B超）的引导下，通过微小的切口或穿刺点将特制的导管、导丝等精密器械引入肿瘤部位，对肿瘤或相关疾病进行治疗的一门新兴学科。

134. 什么叫动脉栓塞术？什么叫化疗栓塞术？

经导管将栓塞剂释放入病变部位血管内，引起动脉暂时性或永久性阻塞的手术被称为动脉栓塞术。如果在注入栓塞剂同时加入化疗药物则被称为化疗栓塞术。

135. 哪些肝癌患者需要经肝动脉介入治疗？

①无肝肾功能严重障碍、无门静脉主干完全阻塞者；②部分肝癌切除术前应用可以使肿瘤缩小，利于切除，同时能明确病灶数目，减少术后复发；③外科手术失败或切除术后复发者；④控制疼痛、出血及动静脉瘘；⑤有高危复发因素的肝癌切除术后应用肝动脉介入治疗，预防复发转移；⑥肝癌移植术后复发；⑦肝癌破裂出血。

136. 经肝动脉介入治疗的优点有哪些？

介入治疗的特点之一就是微创，相对于传统治疗手段创伤小，易于被广大患者接受，它无需开刀暴露病灶，一般只需 2～3mm 的皮肤切口就可完成治疗；大部分患者只要局部麻醉而非全身麻醉，从而降低了麻醉的危险性；损伤小、恢复快、效果满意，对身体正常器官的影响小。

137. 经肝动脉介入治疗前应进行哪些准备？

①术前患者需要**备皮**，并洗澡更换内衣裤及病号服；②术前4~6小时应禁食，以免术中注入药物引起呕吐导致**误吸**或窒息；③练习床上排便，以防术后不适应造成排便、排尿困难；④因介入治疗可能引起肾脏损伤甚至急性肾功能衰竭，手术当日7：00应开始记录尿量直到第二天7：00；⑤术前要排空大小便，携带被子及枕头去导管室行介入手术。

138. 经肝动脉介入治疗后发热应该怎么办？

发热是介入治疗后最常见的并发症，大多是由于化疗药或栓塞剂注入肿瘤组织使瘤组织坏死，机体吸收坏死组织所致。一般在术后1~3天内出现，体温通常在38℃左右，经过对症处理后在7~14天可消退。当体温超过38.5℃，嘱患者卧床休息，保持室内空气流通，并给予清淡、易消化的高热量、高蛋白、含丰富维生素的流食或半流质饮食。鼓励患者多饮水，选择不同的物理降温法，如冰敷、温水或酒精擦浴，若无效则按医嘱使用解热镇痛药。患者高热时应保持口腔清洁，注意保暖，出汗后及时更换衣服，不要盖过厚的被子，以免影响机体散热。

139. 经肝动脉介入治疗后会疼痛吗？

疼痛是栓塞术的必然结果。由于栓塞或化疗药物使肿瘤组织缺血、水肿、坏死可引起不同程度的手术后暂时性疼痛，这是介入后的常见反应。疼痛轻者可放松心情及深呼吸，分散注意力，采取舒适体位；疼痛严重者给予止痛处理。

140. 经肝动脉介入治疗后会有恶心、呕吐等症状吗？

恶心、呕吐是大剂量化疗药物注入身体而引起的不良反应之一。症状轻时可卧床休息放松心情，避免精神紧张，通过看书、看电视等适当转移注意力。进食时要细嚼慢咽利于消化，并少食多餐。保持病房干净、整洁、无异味，减少不良刺激。患者呕吐后要及时漱口，避免异味，保持口腔清洁。严重者应请医生进行处理。

141. 经肝动脉介入治疗患者术后如何护理？

患者手术后回病房应按压穿刺点 2 小时，平伸制动 6~8 小时，8 小时之内严禁屈膝、屈髋，8 小时后可以在床上轻微活动，可向健侧转动体位，但应避免用力咳嗽、打喷嚏，以免腹压升高导致穿刺点出血。第二天可解除绷带并适当下床活动。术后禁食 2 小时后可少量饮水，如无恶心、呕吐等不适症状，可吃营养丰富易消化的流质饮食，逐步过渡到软食。鼓励患者多饮水，加速药物排泄。

142. 经肝动脉介入治疗的不良反应会持续多长时间？

经肝动脉介入治疗术后患者多数会出现一些不良反应，但因患者个体差异，反应程度也有所不同。常见的不良反应有：恶心、呕吐；体温升高；腹痛及不同程度的脱发。这些症状可能会在术后不同程度出现，如症状加剧，请及时通知医护人员，以便及时处理。一般来说，上述症状会逐渐减轻、消失；持续时间轻度反应 1~3 天；中度反应 3~5 天；重者 10~15 天。

143. 肝癌患者介入治疗后多长时间复查，一般需要做几次介入治疗？

介入治疗并非根治性治疗手段，通过介入治疗很难使肿瘤达到完全坏死。因此，需要患者定期**随访**，重复治疗，以期达到长期控制肿瘤的目的。介入治疗后复查周期及治疗次数依患者具体情况而定，既要考虑到残存肿瘤情况，又要考虑到患者全身状况；既要控制肿瘤，又要最大限度保护患者肝功能，使患者能有较好的生活质量。一般来说，在肿瘤未控制时，复查及治疗周期应控制在 4~6 周，若肿瘤控制良好或患者出现肝功能严重损害，不能耐受治疗则应适当延长治疗间隔甚至暂停介入治疗。

144. 介入治疗对肝转移癌患者有用吗？

介入治疗为局部治疗方法，可使肿瘤局部药物浓度增高，药物作用时间延长，此即首过效应，可达到局部控制率高于全身用药的目的。研究表明，介入治疗也是一种对肝转移癌有效的治疗方式，但介入治疗仅能控制肝脏肿瘤，无法控制原发肿瘤或肝外其他部位的转移癌。

145. 哪些肝癌患者不适于经血管介入治疗？

心、肝、肾功能严重衰竭的患者，对碘过敏的肿瘤患者，体质衰弱不能耐受化疗毒副反应的患者，难以纠正的**凝血功能障碍**的患者，不能平卧或躁动不安的患者，全身广泛受侵的患者等，上述患者都不适于经血管介入治疗。

（三）能量消融治疗

146. 什么叫肝癌的消融治疗？常用的方法有哪些？

肝癌的消融治疗是指在术中或影像引导和监控下，将破坏肿瘤蛋白的化学药物或引起温度改变的电极直接穿刺注入肝脏肿瘤内，消融癌组织，使癌组织完全坏死、灭活，达到非手术"切除"肿瘤的目的。

常用的消融方式有射频消融（RFA）、微波消融（MWA）、冷冻治疗、高功率超声聚焦消融（HIFU）以及无水乙醇（酒精）注射治疗（PEI）。肝癌的消融治疗有着微创、安全、高效的优点，近年越来越受到关注。

147. 射频消融的作用原理是什么？

射频是指一定频率的电磁波，频率范围一般为 150kHz～1MHz。射频消融是把射频电极针刺入肿瘤内，通电后交变电流通过针样电极引起组织离子振动，从而分子摩擦产生热能，导致肿瘤热损伤直至蛋白凝固、完全坏死。

148. 射频消融与手术、血管介入治疗相比有哪些优势？

射频消融与手术相比，损伤小，住院时间短，经济。尤其是对于小肝癌可以获得和肝切除术、肝移植术同样的疗效，属于肝癌治愈性的治疗手段。介入治疗常需反复多次实施，肝功能损害要大于消融治疗，患者反应比射频严重，且不能使肿瘤完全坏死。另外，射频消融不但可以单独应用，还可以联合手术及血管介入对患者进行综合治疗，比如术前、术中、术后进行射频消融，或者血管介入前后进行射频消融，以达到最佳的治疗效果。

149. 消融治疗肝癌有哪些治疗途径？

常用的治疗途径有肝癌术中消融、腹腔镜引导下消融、经皮消融。以经皮消融最具有微创性。但是当肝癌病灶邻近重要脏器时，常规的经皮消融有时会受到限制，需要开腹或腹腔镜引导下完成。

150. 经皮消融治疗肝癌引导方式有哪些特点？

肝癌的经皮消融需要影像学方法的引导。常用的引导方法有超声引导、CT引导、MRI引导。①超声引导具有实时监测、无辐射、操作简便的优势，超声造影可以即刻判定肿瘤消融的疗效；缺点是影像引导存在盲区，图像受到消融过程中肿瘤汽化伪影的干扰。②CT引导定位可以清晰显示进针路径、消融电极、肿瘤以及周围组织的关系，无盲区；缺点是穿刺非实时监测，需要反复穿刺、多次扫描才能到达理想部位。③MRI引导可以任意平面成像，利于选择进针途径。但需要磁兼容器械，对穿刺器械要求高，其他特点类似于CT引导。

151. 射频消融治疗肝癌的适应证有哪些？

（1）肝内单发肿瘤，最大直径小于 5 厘米。

（2）肝内多发肿瘤，数目在 3 个以内，最大直径小于 4 厘米。

（3）数目大于 3 个以上肿瘤，可联合手术或血管介入分期治疗、综合治疗。

152. 射频消融治疗对哪种类型的肝癌疗效最好？

射频消融治疗对于肝实质内、单发、直径小于 3.0 厘米的肝癌疗效最好。

153. 肝转移瘤可以采用消融治疗吗？

对于没有肝外转移的肝转移瘤，若原发灶能够得到有效控制，肝转移瘤消融治疗效果确切。尤其是对于结直肠癌肝转移效果最佳。但是对于消融治疗肝转移瘤的大小及数目目前还没有共识，大多数专家认为，当所有肝转移瘤均能获得完全灭活时，可以实施消融治疗。

对于合并肝外转移瘤的患者，或者肝内多发转移瘤无法获得完全消融的患者，可在全身化疗基础上慎重地选择姑息消融治疗，以期延长生命，使得患者受益。

154. 射频消融是否会导致肿瘤扩散？

这种情况很少发生。因为射频针在退出肿瘤时仍在继续工作，等于一边消融一边慢慢退出，退出过程有严密的温度监控，可将可能黏附于射频针或针道内的肿瘤细胞完全消融毁损。

155. 射频消融需要麻醉吗？

射频消融一般不需要气管插管全麻，常采用穿刺点的局部麻醉+静脉强化麻醉。在整个操作过程中患者是清醒的，但没有痛感，同时能够较好地在医生的指导下配合呼吸。手术全程都有心电监护仪监测**生命体征**，让患者得到人性化的安全的无痛治疗。

156. 哪些肝癌患者不适合做射频消融术？

射频消融治疗方法尽管属于微创治疗范畴，但仍不能适用于所有患者，如果存在以下情况就不适合做射频治疗：①弥漫性肝癌，或合并大血管癌栓；严重的黄疸、腹水；②肿瘤发生远处脏器转移，恶病质；难以纠正的**凝血功能**障碍，有严重出血倾向者；③活动性感染，尤其是胆道系统炎症等；④妊娠、意识障碍或不能配合治疗的患者。

157. 肝癌患者射频消融术前要做哪些准备？

①术前可给予患者镇静药物以促进患者睡眠，减轻患者紧张、忧虑等情绪；②皮肤准备：通常在手术前一天进行，皮肤准

备的内容主要是除去患者手术区域的毛发、污垢及微生物；③手术前一天患者还应修剪指甲、剃须、洗头、洗澡。小儿可以不剃体毛，只作清洗；④为避免肠道气体对射频操作中超声显像的干扰，手术前三天应进清淡饮食，避免进食过多豆类、蛋白类食品，保持大便通畅，必要时可予以药物处理；⑤手术前 12 小时禁食、禁水；⑥手术前患者应卸去项链、手表、戒指及假牙等，如体内有金属异物应向医生说明。

158. 射频消融治疗肝癌常见的并发症有哪些？

肝癌射频消融较常见的并发症包括：①疼痛：主要是肝被膜经手术刺激后出现的肝区疼痛，偶尔放射至右肩，多在术后自行缓解，必要时可予以止痛药物；②出血：主要为针道出血，射频消融在灭活肿瘤的同时也有针道出血风险，一般出血可以自行停止，无需特殊处理；③术后发热：绝大部分为肿瘤坏死吸收，但需要警惕感染等其他原因；④肝周空腔脏器如胃肠道损伤：主要发生于靠近肝脏边缘的肿瘤，临床症状主要为腹痛、发热；⑤其他：血气胸、胆道损伤、胸水、腹水、皮肤灼伤、肝脓肿及腹腔感染。

159. 肝癌患者射频消融术后有哪些注意事项？

术后患者宜去枕平卧 6 小时、禁食禁水 12 小时。注意部分患者可能对麻醉药物有呕吐反应，呕吐时头偏向一侧，以免误吸或窒息。呕吐严重者，术日禁食。肝癌消融术后会发生肝功能一过性、暂时性的损伤，应用保肝药物 3～5 天后可恢复正常。宜饮食清淡，不宜大鱼大肉。注意保护进针局部伤口，及时更换创口贴，避免感染。

160. 肝癌患者消融术后如何评价治疗效果及复查？

按照国际肝癌消融治疗的规范化术语及报告标准，在射频术后 1 个月行肝脏增强 CT 或增强 MRI 检查进行疗效的判定。一般分为完全消融、部分消融。如果技术条件允许，超声引导下肝癌消融治疗时，可以在术后半小时即刻实施超声造影检查初步判断疗效。

疗效判定为完全消融后，每 3 个月复查一次增强 CT、MRI。观察局部病灶有无进展、有无新发病灶以及肿瘤肝外转移情况。

161. 什么叫海扶刀？海扶刀有什么优缺点？

海扶刀是超声聚焦刀的俗称。它主要是将体外的低能量超声在穿透组织过程中聚焦，使其集中作用于肿瘤，在杀伤肿瘤病灶的同时最大限度保护正常组织。整个治疗过程可以在定位及监控系统的监控下准确完成。但是受各种因素限制，海扶刀还是起不到像手术一样精确的根治性治疗效果。对于无法手术切除的患者海扶刀能发挥一定效果。

（四）放射治疗

162. 放射治疗是怎么回事？

简单来说，放射治疗就是利用放射线能杀死肿瘤细胞的基本原理来治疗肿瘤。目前，用来治疗肿瘤的放射线主要有高能量的X射线、高能量的电子射线（β射线）以及最常用来做近距离治疗的伽马射线（γ射线）。这些射线进入到肿瘤内通过损伤肿瘤细胞核内的DNA，导致肿瘤细胞死亡，从而达到治疗肿瘤的目的。

163. 放疗前患者需要做哪些心理准备？

放射治疗是一个相对较长的过程，患者在治疗前需要做的准备有几点：①需要患者树立起战胜疾病的信心，要相信在医生努力和自己的配合下，一定能够治愈。②需要患者调整好心态，有的患者得知自己患病后非常恐惧，这样对治疗疾病百害而无一利。因此，在治疗前一定要放宽心，坦然面对，积极配合治疗。③需要患者构筑好克服困难的心理准备，放射治疗过程中会出现一些副反应，这是机体对外来刺激的生理反应，医生也一定会想最好的办法把副反应发生率和严重程度降到最低，完全有办法让你完成治疗。

164. 放疗可取代手术治疗吗？

放疗和手术同属局部治疗方法，也是治疗局限性肿瘤最有效的手段。但由于肿瘤的病因极其复杂，每种肿瘤的生物学特点也不尽相同，各种治疗方法的疗效也有差别，有些肿瘤应以外科手术治疗为主，有些肿瘤应以放射治疗为主，有些肿瘤则需以化疗为主。每位患者在被确诊时肿瘤的病理类型、分化程度千差万别，肿瘤的早、中、晚期也各不相同。所以，在决定治疗方案时需要综合考虑每位肿瘤患者的特点，分别采取不同的治疗方法，以求达到最佳的疗效。此外，患者的全身状况、求治意愿等对治疗方案的选择也有重要作用。因此，从整体上来讲，放疗取代手术的说法并不恰当。

165. 放疗过程中会出现哪些身体反应？

放射治疗过程中身体出现的反应有全身反应和照射局部反应两种。全身反应包括恶心、食欲下降、疲乏，有时候会导致血象的下降。局部反应则与照射部位有关，包括照射部位的皮肤反应，不能一概而论，具体病变不同，照射范围不一样，患者身体情况差异出现的反应也不一样，轻重程度也不一样。如照射头颈部会出现口干、口腔黏膜溃疡、吞咽疼痛；照射胸部可能会导致肺炎、气管炎、食管炎等；照射腹部会出现恶心、呕吐、腹痛、腹泻等症状。

166. 放疗的副反应可以预防和减轻吗？

放疗的副反应分为早反应（急性反应）和晚期并发症，与照射的部位、剂量的大小、照射范围以及是否联合同期化疗有密切关系。

放疗副反应与手术后会在皮肤上留下瘢痕、接受化疗时会有相应的不良反应一样非常常见，是机体对外部刺激的一种正常反应，并不奇怪，不必紧张，也并不那么可怕。放疗科医生在给患者治疗时，除了追求最佳的控制肿瘤效果外，同时也会特别关注降低放疗副反应、提高患者的生活质量。通常会采取先进的放射治疗技术，准确设定治疗范围，对正常组织加以很好的保护，使副反应发生的机率和严重程度降至最低。在治疗过程中也会给予相应的处理和支持治疗，减轻放疗的副反应。以期保证绝大多数患者能够顺利完成放射治疗。

167. 用于治疗肿瘤的放疗技术有哪些？

用于治疗肿瘤的放射治疗技术大致分为常规放射治疗技术、三维适形放射治疗技术、调强放射治疗技术三类。

168. 常规放射治疗技术指的是什么？

常规放射治疗技术也叫二维放射治疗技术，已经应用了近100年，现在不发达国家以及我国的很多医院仍在使用。这种技术较为简单，直线加速器对其所产生的 X 射线的调控通过一对或两对准直器来实现，照射范围只能进行长和宽的调节，也就是说只能产生不同大小的长方形和（或）正方形照射野。而其定位技术也是采用常规模拟机，简单说就像拍胸部 X 线正、侧位片一样，将需要治疗的部位拍一张正面像和一张侧面像。在这两张定位片上，医生看到的肿瘤与周围组织的关系是由投影所构成的，真正的关系无法在放射治疗中体现。医生在这两张照片上将肿瘤和需要照射的范围画出来。但肿瘤生长的范围并不规则，而加速器产生的照射野只能是长方形或正方形，为了适应不规则形状肿瘤的治疗，放射治疗学家想出了用铅块挡掉不需要的射线的方法。由于只能在正、侧位两个方向上对照射野进行修饰，所以我们把它称之为二维照射技术。从临床实践结果来看，常规放射治疗技术可以治疗肿瘤，但是在杀灭肿瘤的同时，大量的正常组织也受到损害，导致了相应的放疗并发症，有些放疗晚期并发症甚至非常严重，对患者生活质量的影响比较大。同时，由于肿瘤形状的不规则与正常组织/危及器官有重叠，为了避免正常组织/危及器官产生不能接受的并发症，有时不得不减少照射剂量，致使肿瘤组织无法获得足够的照射剂量，而导致肿瘤局部控制率下降以及增加照射后肿瘤复发率。

169. 三维适形放射治疗技术指的是什么？与常规放射治疗相比有哪些缺陷？

CT模拟机以及相应的计算机技术的问世开创了三维适形放射治疗技术。所谓三维，就是通过CT模拟机扫描所需要治疗的部位，将获得的CT图像传输到治疗计划系统，在治疗计划系统中的CT图像上，将肿瘤和需要保护的正常组织一层一层的勾画出来，在同一层CT图像上，我们需要勾画所有的肿瘤组织和正常组织（这一过程通常被称作画靶区），对一个头颈部肿瘤来说，需要勾画的层面有上百层，每一层上又有好多种不同的结构需要勾画，需要医生花大量的时间才能完成。完成靶区勾画后，需要物理师重建图像，也就是利用计算机技术，把需要治疗的部位建成一个虚拟的人体图像，在这个图像上，可以从各个方向上观察肿瘤与正常组织的关系，有了空间的概念，所以我们称其为三维放疗技术。这个称呼还差了"适形"两个字，也就是说还需要作"适形"的工作，这就需要比二维放射治疗技术先进的加速器了。这种加速器控制X射线的设备由铅门准直器变成了多叶光栅，也就是说，加速器产生的射野形状由原来的只能是长方形或正方形变成了不规形状了，这样就可以在三维方向上与肿瘤（照射范围）的不规性形状相匹配了，再通过计算机计划系统计算出各个**照射野**需要的照射时间和照射剂量。因此，这种技术被称为三维适形放射治疗技术。由此看出，三维适形技术比二维技术复杂、先进，其对定位设备、加速器、放疗从业人员、治疗计划系统的要求大为提高。同时三维放射治疗技术由于适形度增加，使肿瘤能够获得所需的控制剂量，治疗肿瘤的疗效得以提高，对正常组织的保护也优于常规放射治疗技术。

与常规放射治疗技术相比，三维适形放射治疗技术是放射治疗的一大进步，但仍有一些缺陷，主要体现在以下几个方面：①我们通常把需要照射的范围划分为三个区域：肿瘤区域、肿瘤周围邻近区域和可能出现转移的区域。对这三个区域而言，需要照射的剂量是不一样的，三维适形放射治疗技术不能同时给予这三个区域不同剂量，所以需要分三个阶段来完成，而后一个阶段均会对前一个阶段产生影响，这种影响对肿瘤治疗和正常组织保护都是存在的。②三维放射治疗技术的**照射野**方向的确定，只能由物理师和医生根据肿瘤和正常组织的相对关系以及治疗经验来确定，选择的照射方向可能不是最理想的。

170. 什么是调强放射治疗技术？

调强放射治疗需要高级计算机控制加速器的多叶光栅中的每一个叶片，在治疗过程中这些多叶光栅的叶片可以独立运动，在一次治疗完成之后，可以同时给予不同区域所需要的不同剂量，这就是剂量强度调节，简称调强，适形在这个技术中是基本条件。有了能够做调强适形放疗的加速器，还需要解决**照射野**方向的问题，这需要功能强大的计算机计划系统从各个方向上去计算，从中挑出最好的**照射野**方向，这叫逆向调强放射治疗计划，也就是说，我们先确定肿瘤治疗的剂量，让计算机帮我们选择治疗的最佳**照射野**的方向以及各个方向上最佳的剂量。由此可以看出，调强放射治疗技术比三维适形放射治疗技术要求更高，肿瘤所接受的照射剂量分布更加适形，更容易得到足够的控制剂量，同时对正常组织保护也更好，患者获益也更多。

171. 放射治疗的流程是怎样的？

放射治疗是一个系统工程，需要做大量的工作，一般把整个放疗过程分成三个阶段：第一阶段为准备阶段，第二阶段是放射治疗计划设计阶段，第三阶段是放射治疗的执行阶段。

准备阶段需要完成的工作：确定肿瘤分期，明确肿瘤范围。做好放疗前准备工作，如头颈部放疗前需做口腔处理；肿瘤合并有感染者也需要控制感染，如全身应用抗生素或局部双氧水漱口等。如果有其他影响放疗的合并症也需要先治疗纠正。

计划设计阶段：完成患者CT模拟定位、靶区勾画和放疗计划的计算、放射治疗计划的验证。

放射治疗的执行阶段：放射治疗开始执行，每周需要进行治疗位置是否正确的验证，并对患者的肿瘤和正常组织进行检查，观察疗效，如有反应给予相应的处理。

172. 什么是放疗计划设计？

简单地说，放疗计划就是物理师设定如何利用射线来满足医生规定的靶区和正常组织所接受的剂量要求的过程。

放射治疗计划尤其是调强放射治疗计划的设计是一个非常复杂的过程。需要从业人员有非常丰富的经验和先进的计算机计划系统。现在的计划系统大多是逆向设计计划，在强大的计算机系统的辅助下，制订出最优的计划，最大限度的满足对肿瘤照射剂量的要求和对正常组织的保护。

173. 放射治疗对患者的着装有什么要求吗？

为了减少对照射区域皮肤的摩擦和刺激，建议患者放疗期间穿柔软宽松、吸湿性强的纯棉类内衣；避免穿粗糙及化纤类衣物。头颈部接受放疗的患者，上衣最好穿无领开衫，不要穿硬领衬衫；男士不打领带，便于穿、脱和保护颈部皮肤。

174. 合并有糖尿病的患者会增加放疗的风险吗？

糖尿病是一种常见病，很多患者在诊断癌症时合并有糖尿病，有的已经有几年糖尿病病史了，有的是初次发现患有糖尿病。那么，糖尿病会影响放疗疗效吗？会增加放疗副作用吗？

一般来说，糖尿病不会影响放疗疗效。首先，糖尿病是能控制的，好多患者患有糖尿病多年，但一直控制得很好。即使是初次发现患有糖尿病，也有办法把血糖控制在正常范围内。所以，合并有糖尿病的癌症患者不必担心。

伴有糖尿病患者的正常组织对放疗要敏感些，可能放疗反应要稍微重一些。医生在治疗过程中会密切关注患者的反应，给予积极的处理，保障患者能够顺利完成治疗。

有血糖仪的患者可以增加监测血糖的次数和频率，及时了解血糖控制情况并告诉医生，协助控制好血糖。

175. 肝癌患者适合做放射治疗吗？

虽然原发性肝癌是对放疗比较敏感的肿瘤，但是由于正常肝细胞对放射线耐受量差。以往的全肝放疗方式在对肝癌治疗的同时无法保护周围正常肝脏组织，若对肝癌进行足量的放射往往会导致严重的肝功能损伤，因此，难以对肝脏肿瘤施以最佳的放射剂量，放疗效果并不理想。随着放射治疗技术飞速进步，X刀、伽马刀、射波刀、三维适形调强等技术的应用，使得肝癌在接受大剂量放疗的同时，周围正常肝细胞不受或少受放射线的损伤成为可能，放射治疗在原发性肝癌的治疗中逐渐发挥日益重要的作用。所以，肝癌不仅适合放射治疗，且放疗会给部分患者带来新的希望。

176. 哪些肝癌患者可以放疗？

①肿瘤局限于肝内的患者，但由于肿瘤邻近或侵及周围大血管，或由于肝功能差，或患者有严重合并症，如心肺功能差而无法接受手术切除，或者患者拒绝手术治疗；②手术切除不彻底的患者；③原发性肝癌介入治疗后病变残留和复发的患者；④有门静脉、肝静脉和下腔静脉瘤栓的患者，有腹腔和腹膜后淋巴结转移的患者；⑤远处转移，如肾上腺、骨转移的患者。

177. 放射治疗小肝癌的效果怎样？

随着放射治疗技术的进步，越来越多不适合手术的肝癌患者选择放疗并取得了良好的疗效。近年来的研究表明，小肝癌放疗的疗效是很好的，有的患者的治疗结果与手术接近，也可以达到根治的目的。

178. 肝癌患者放疗期间怎么应对合并症？

有些肝癌患者可能会合并有其他的疾病，如心脏病、高血压、甲亢、糖尿病等，这些合并的疾病多是常见病，并不稀奇，有合并症的癌症患者也不必紧张，这些疾病都有办法控制。得到良好控制的这些合并症不影响癌症的放射治疗。治疗中医生会关注这些疾病的控制情况。作为患者，不要忘了服用治疗合并症的药物，并及时向医生反映病情变化情况。

179. 普通放疗和三维适形调强放疗对肝癌的疗效有什么区别？

研究表明肝癌放疗疗效与照射剂量有关，存在明显的剂量-效应关系；正常肝脏本身及肾脏对放疗的耐受性差，且肝癌患者大部分患有慢性肝炎、肝硬化等基础疾病，普通放疗实施全肝脏照射，照射剂量低，无法有效控制肿瘤，疗效差。调强放射治疗可以使放疗的高剂量区落到肿瘤区域，显著降低肿瘤周围正常肝脏组织的照射剂量，这一技术既提高肿瘤的控制率，又减少了对正常肝组织的照射，降低放射诱发肝病的发生率。

180. 肝癌患者介入治疗后还需要放疗吗？

介入治疗也叫肝动脉栓塞化疗，通过介入治疗可以使肝动脉供血部分肿瘤缩小及坏死。但是肝癌为肝动脉及门静脉双重血供的肿瘤，单一介入治疗不能使门静脉供血的病变得到控制，即单一介入治疗后会有部分肿瘤细胞残存，而这些残存的肿瘤细胞则成为复发、转移的根源。因此，介入治疗后需要进一步通过放疗杀死残存的肿瘤细胞，介入治疗联合放疗可以提高患者的疗效。

181. 肝癌患者手术后为什么还要做放疗？

由于放疗技术限制，传统观点认为放疗可能增加肝癌切除术后肝脏衰竭的危险，因此不推荐术后放疗。但随着三维适型调强放疗及立体定位放疗等技术的发展，放射野的形状和照射剂量在三维立体空间方向上与靶区（肿瘤）的实际形状相一致，从而可以最大限度地提高肿瘤的照射剂量，最大限度地减少了周围正常组织、器官的照射体积和剂量，故目前肝癌术后放疗发生肝功能衰竭的风险大为降低。因此，对于肝癌术后患者而言，若切缘有肿瘤残留或切缘离肿瘤过近，可考虑放疗或介入等治疗方法控制肿瘤；而切缘阴性患者术后是否需要放疗，目前尚无定论，尚需进一步临床研究。

182. 放射治疗对伴门静脉/下腔静脉癌栓的肝癌患者有效吗？

肝细胞癌伴门静脉/下腔静脉癌栓的发生率为 34%～50%。一旦发生了静脉癌栓提示肿瘤较为严重，以往也没有有效的治疗措施。随着放疗技术的不断进步，目前认为放疗对于门静脉/下腔静脉癌栓是有效的，通过放疗可以显著改善肝癌伴门静脉/下腔静脉癌栓患者的疗效。

183. 放射治疗肝癌患者的毒副作用有哪些？

（1）急性毒副作用：主要是肝功能损伤，转氨酶升高；血细胞下降；恶心、呕吐，严重者有上消化道出血等。多数急性毒副作用在治疗后可以恢复。

（2）放疗后期（4个月内）的肝损伤：放疗结束后的后期损伤我们称为放射诱发的肝病（RILD）。它的临床表现有：患者在短期内迅速出现大量腹水和肝大，伴转氨酶的异常升高。RILD一旦发生死亡率很高，因此，医生在制订放疗计划时要充分评估患者的身体状况，尤其是对肝功能分级的评价，根据患者的具体情况制订出合理的放疗方案，以尽量预防和避免放射诱发肝病的发生。

184. 肝癌患者放疗后会掉头发吗？

脱发常见于化疗患者，原因是：在人体中增生活跃的正常造血细胞、消化道黏膜细胞和毛囊细胞较其他增生缓慢的细胞更容易受到损伤。其中主导毛发生长的毛囊细胞受损后容易引起化疗脱发。因此，掉头发是一种常见的化疗副作用，统称化疗脱发。由于放疗作用较为局限，毛囊细胞不会受到照射，因此单纯肝癌患者放疗后不会脱发，但若放疗的同时应用化疗治疗肿瘤，则可能会引发脱发。

185. 放疗中营养支持为什么特别重要？放疗中什么食物不能吃？

放射治疗时间长，照射的组织多，特别是口腔黏膜、咽部的黏膜比较娇嫩。头颈部放疗过程中会出现黏膜炎，导致口腔疼痛，吞咽疼痛，严重影响进食，导致体重下降；胸部肿瘤放疗时会出现食管炎；腹部肿瘤放疗时会出现腹泻等症状。同时，放射治疗的全身反应还有食欲下降，这些情况会使患者吃不下饭，或者营养吸收不好，会导致营养不够。营养不够的危害非常大，主要有几个原因：①由于进食减少，营养不良，身体合成红细胞、血红蛋白的原料减少，会出现贫血；贫血会引起血液运送氧气的能力下降，肿瘤会因此而缺氧，而缺氧的肿瘤细胞对放射线非常抗拒，影响疗效。②由于营养不良，身体抵抗力下降，易患感染、感冒等，会出现发热甚至高热，需要中断放疗，影响疗效。③身体抵抗力和免疫力下降后，抵御肿瘤细胞侵袭的能力下降，容易出现远处转移，总体治疗效果下降。④由于营养不良，会出现体重下降，体重下降后肿瘤与周围健康的组织的相对关系会发生改变，会导致肿瘤和正常组织的放疗剂量与事先计划的剂量不一致，使肿瘤控制率下降或正常组织损伤加重。因此，接受放射治疗的患者在治疗过程中以及治疗后一段时间（急性反应恢复期）的营养支持非常重要，患者一定要克服困难，尽可能保持体重不下降。

放疗过程中，对食物的种类没有特殊要求，以**高蛋白、易消化和易吸收的食物**为主，一般忌食辛辣食物，对头颈部/胸部/食管癌等患者，食物要求软，不宜吃带骨和坚硬食物，以免损伤口腔或食管黏膜，加重放疗反应等。

186. 放疗期间如何保护皮肤?

放疗期间可通过以下几方面保护好被照射区域的皮肤：①要保持被照射区域的皮肤清洁、干燥，减少物理及化学性的刺激；可用清水温和的清洗；不要用碱性肥皂，更不能按摩和用力揉搓；避免使用酒精、碘酒、胶布及化妆品；避免冷、热敷的刺激。②充分暴露照射部位的皮肤，不要覆盖或包扎，如出现瘙痒，请不要抓挠，避免人为因素加重反应程度，医生会根据具体情况指导患者用药。③当皮肤出现脱皮或结痂时请不要撕剥；剃毛发时使用电动剃须刀，避免造成局部损伤。

187. 放疗后皮肤和黏膜反应还需要持续多久?

照射部位涉及皮肤和黏膜的放疗，如头颈部肿瘤、食管癌、肺癌、胃肠道肿瘤等的放疗，放疗期间及放疗后患者通常会出现皮肤反应和口腔/食管/胃肠道黏膜反应，在治疗结束时可能是比较严重的时候，放疗结束后还会持续多长时间呢？

有两个非常重要的因素会影响这个时间：①黏膜溃疡的范围和深度：放疗结束时如果黏膜溃疡范围较大，疼痛比较明显，如果医生说是Ⅲ度的黏膜反应，持续的时间会在2周以上。②是否同时合并化疗：现在局部晚期鼻咽癌放疗时大多合并同期化疗，同期化疗的第三疗程通常在治疗的最后3天才完成，治疗结束时它对黏膜的损伤还尚未完全体现出来。另外，放疗同期合并化疗的患者黏膜的反应程度比单纯放疗重。所以，同期放化疗患者在治疗结束时可能最严重的黏膜反应还未表现出来，在治疗结束后2周仍然是比较严重的时候，一般需要1个月甚至更长的时间才能好转。在这段时间里，需要按照在治疗期间一样注意口腔黏膜和皮肤的护理。

188. 什么是术前放疗或术前同期放化疗？

有些肿瘤体积较大（通常叫局部晚期），有些肿瘤的生长部位影响实施手术，尽管能够手术切下来，但往往会出现手术切缘离肿瘤的安全距离不够，或者是组织缺损非常大，严重影响患者的美容、外观及重要功能，如说话、吞咽食物、看东西等。对于这些情况，肿瘤综合治疗组会提出讨论，利用放射治疗能够使肿瘤缩小甚至根治肿瘤的功能，先行放射治疗，达到缩小肿瘤，提高手术切除率。放射治疗能够降低肿瘤细胞活性，降低手术中肿瘤细胞**种植**的机率，提高生存率，提高器官功能保全机率。

近些年，化疗的作用在某些肿瘤中得到重新认识和评估，比如说头颈部鳞癌、食管癌、肺癌、宫颈癌等，术前同期放化疗比单纯术前放疗可能更好些。是否实施术前放疗或术前同期放化疗需要视具体肿瘤情况而决定。

189. 放疗期间可以联合靶向药物吗？

分子靶向药物治疗肿瘤具有非常强的特异性，它可以针对肿瘤细胞发生、发展生长过程中的特定分子靶点对肿瘤细胞起杀伤或抑制作用。但由于调控肿瘤细胞生长和肿瘤细胞特征的位点特别多，是一个网络，大部分分子靶向治疗药物单用的时候，其治疗肿瘤的有效率只有 15%~30%。目前，大部分临床研究证明，分子靶向治疗药物与放射治疗和（或）化疗联用能起到较好的效果。因此，放疗期间可以联合使用有效的分子靶向治疗药物。

190. 放疗前吃东西少或吃不进东西应该怎么办？

放疗前吃东西少或吃不进东西的原因有很多，如口腔、咽的肿瘤患者，可因肿瘤侵犯周围结构导致不能咀嚼，或咀嚼时疼痛，会导致进食减少；再比如食管、胃肠的肿瘤患者，会因肿瘤堵塞消化道，导致食物通过消化道困难或不能通过而进食减少或不能进食；还有些晚期肿瘤患者身体一般情况非常差、肝功能受损等原因也会影响进食。

不同的情况解决的办法有些差别，原则上有一条，尽量去除导致不能进食的病因，加强营养支持治疗。由于肿瘤本身原因引起的进食少或不能进食患者，一时间不能完全解决的可通过植入营养管进行支持；能够进行胃造瘘的患者应该进行胃造瘘手术；不能做胃造瘘手术的，可植入胃肠营养管。胃肠有肿瘤的患者，还可以通过静脉营养支持来解决营养供应。

191. 如果已经植入了营养管，影响放疗效果吗？

通常情况下植入的营养管对放疗的疗效没有影响，而且由于植入了营养管，营养供应得到了保证，患者身体情况会改善，抵抗力会增强，有提高疗效的作用。

192. 放疗期间不想吃饭怎么办？

放疗的全身反应中会出现食欲下降，也就是说不想吃饭，严重时见到饭菜就想吐（这种情况少见）。还有些患者放疗过程中需要接受化疗，这会加重全身反应，食欲下降的也不少见。这种情况下，第一，要从思想上战胜自己，树立克服困难的信心；第二，医生会给予一些改善食欲、减轻放疗、化疗副作用的药物；第三，经常变换食物的种类和口味，从感官上增加患者食欲。

193. 放疗期间白细胞减少怎么办？需要停止放疗吗？

放疗期间白细胞下降的情况比较常见，但多数患者白细胞下降的程度都比较轻微，而且下降过程也比较缓慢，对治疗的影响较小。还有些患者在放疗前或放疗期间同时接受化疗，这种情况下对白细胞影响较大，白细胞减少可能会到一个比较低的水平。这种情况下医生会给予药物治疗，患者也要加强营养供给，尽快恢复白细胞的水平、纠正贫血等。

如果白细胞降到比较严重的程度，医生评估**血液学毒性**达到Ⅳ级应该停止放疗，尽快恢复，同时避免感染。

194. 放疗期间需要使用治疗辐射损伤的药物吗？

目前，治疗**辐射损伤**的药物较少，有些药物具有减轻放疗损伤的作用，可以考虑适当使用。但由于不同疾病照射部位不一样，损伤的类型和机制也有差别，是否有必要应用此类药物，需要具体疾病具体分析。

195. 放疗期间如果机器坏了，放疗中断会影响疗效吗？

肿瘤放射治疗的安排是周一至周五连续治疗5次，周六、周日休息，这是有计划的安排。这样的安排有几个好处，第一，肿瘤组织受到连续5次的放射治疗后，能够累积足够的杀伤作用。

第二，休息2天，正常组织的损伤得以修复，正常组织的修复能力和恢复速度比肿瘤组织要强和快，休息2天再开始新的一轮治疗。第三，在休息的2天内，治疗的机器得到很好的检修，保证良好的性能。

治疗中要尽可能地避免治疗的中断，要避免一切不是计划需要的治疗中断，尤其是口腔反应重的时候。为什么呢？主要是非计划的中断治疗会导致总的治疗时间的延长，这种治疗时间的延长会导致肿瘤局部控制率的下降，主要原因是肿瘤有这么样一个特性：在肿瘤细胞杀死到一定程度时，肿瘤细胞会出现比原来生长速度更快的情况，医学上叫肿瘤细胞的加速再群体化，以前叫加速再增殖，从字面上就能理解成肿瘤细胞生长更快了。这个时间点大多在放疗开始后的第21天以后，而这个时间也是患者出现口腔黏膜炎、引起咽痛、影响进食或其他副作用的时候，有的患者希望能够停一停放疗，待症状减轻点再治疗，但来自医生的建议是不要中断放疗，在积极处理这些副作用的同时，坚持按计划完成放疗，以保证疗效。

加速器有出现故障的时候，特别是夏天加速器故障率会增加；有时候会赶上国庆、春节等长假，这些都有可能导致治疗的中断，为了避免这些情况导致的非计划性治疗中断，医院可以采取机器小故障当时修、中等故障不过夜、大故障周末和节假日加班等办法，将对患者治疗中断的影响降到最低，确保治疗质量。

196. 放疗期间患者能洗澡吗？

放疗期间患者可以洗澡，使用比较温和的沐浴液，并注意保护好医生在患者皮肤上画的标记，标记线随着时间的推移会变淡，尤其在夏天更容易变的不清楚，在洗澡前先看看标记线是否清楚，如果不清楚了先找医生重新画一下再洗澡。洗澡时动作要轻柔，不要抠和搓擦放疗区域的皮肤，水温不宜过高。

197. 放疗期间患者可以做运动吗?

放疗期间患者可以做适当的运动，原则是以运动后不感到疲劳为宜。

198. 放疗后什么时候复查? 复查时需要查哪些项目?

肿瘤患者接受放疗后对复查有些具体的要求，一般放疗后 1 个月复查，观察肿瘤消退情况和正常组织恢复情况。以后 2 年内每 3 个月复查一次，2 年以后每半年复查一次，5 年以后每 1 年复查一次。有症状复发或异常情况出现时，应及时到医院进行复查。

复查的项目与治疗时的检查项目基本一致，有特殊提示时会给予一些特殊的检查。

199. 放疗结束后还需要使用放疗辐射损伤保护的药物吗?

如果放疗反应比较重，可以考虑继续使用一段时间的放疗**辐射损伤保护**药物，皮肤、皮下组织出现纤维化者，可考虑使用 γ-干扰素较长一段时间。

200. 放疗后肿瘤复发了应该注意什么问题？

放疗后肿瘤复发了需要搞清楚几个问题：原来是什么疾病？复发的情况是怎么样的？局部病变晚不晚？有没有合并其他部位转移？此次复发距放疗的时间是多长？有没有合并症？放疗后的后遗症明显不明显？等等，然后根据具体情况决定下一步怎么办，对不同的肿瘤复发患者进一步的治疗是有差别的，不能一概而论，应与医生探讨进一步治疗方案。

201. 肿瘤患者在放疗后的日常生活中需要注意什么？

肿瘤患者接受放疗后的日常生活中应注意以下几点：①保持良好的心态和积极的生活态度，相信自己能够康复和彻底战胜肿瘤；②保持良好的生活习惯，正常作息，不过度疲劳；③坚持适当锻炼，强度以不感到累为原则；④加强功能锻炼，比如头颈部肿瘤患者治疗结束应该练习张嘴、转头。乳腺肿瘤患者治疗后应加强上肢功能锻炼等等；⑤定期到医院进行复查。

202. 肝癌患者手术后多长时间进行放疗是最佳时机？

癌症患者手术后需要进行放疗的最佳时机一般在术后 4~6 周，一般不宜超过 8 周。由于放射治疗前需要了解手术后的情况，需要复查，一般需要 1 周左右的时间，住院或者门诊收治后放射治疗准备还需要 1~2 周（不同疾病需要的时间不一样），因此，术后恢复快的患者，在术后 2~3 周应该到放疗科就诊，安排治疗相关事宜，以免耽误治疗。

203. 什么样的肝癌患者要用伽马刀治疗?

伽马刀又称立体定向伽马射线放射治疗系统,融合现代计算机技术、立体定向技术和外科技术于一体,它将放射线集中射于病灶,摧毁肿瘤,而射线经过人体正常组织几乎无伤害,因此其治疗照射范围与正常组织界限非常明显,边缘如刀割一样,人们形象地称之为"伽马刀"。一般肿瘤较小(一般要求小于5厘米)、但是又因为身体等各种原因做不了手术的肝癌患者可以考虑用伽马刀治疗。

204. 接受放疗期间的患者能和亲人接触吗?

肿瘤不是传染病,不会传染给周边的人。放射治疗的放射线不在患者体内存留,也不会发生辐射污染。接受放疗的患者可以和亲人接触,而且和亲人在一起,会让患者感受到亲情,充满温暖,增加战胜疾病的信心。

205. 放疗和核辐射有关系吗?

生活中我们会经常听到核辐射这个词,比较熟悉的有"二战"期间在日本广岛和长崎爆炸的原子弹造成的核辐射,2011年发生在日本福岛核电站泄漏产生的核辐射以及前苏联切尔诺贝利核电站爆炸事件导致的核辐射。这些核辐射事件导致了很多人死亡,存活者中许多人后来也患了肿瘤,并造成了严重的环境污染。这些事件都令人心生恐怖,以至于有些人谈"核"色变。

放射治疗的射线和核辐射完全是两码事,首先它的辐射源与核电站或原子弹不一样。其次，医疗上的放射线和放射源都是可控的，它的储存、应用都有严格的管理制度保证安全，不会对患者、操作人员以及公众产生类似核辐射的危险。此外，目前大多数肿瘤治疗中心应用的放射治疗外照射机器都是直线加速器，只有在接通电源的情况下才产生射线，而且这些射线受到非常好的控制，操作人员、公众都是非常安全的。当然，在需要接触这些射线时操作人员会告知防护方面的知识。所以，大可不必在医生告知需要进行放射治疗时而感到紧张和害怕。

（五）化学治疗及其他治疗

206. 什么叫化疗？

　　化疗是化学药物治疗的简称，是指用化学合成药物治疗肿瘤及某些自身免疫性疾病的主要方法之一。化疗是一种"以毒攻毒"的全身治疗方法，这类药物主要基于肿瘤细胞较正常细胞增殖更快的特点，通过直接破坏肿瘤细胞的结构或阻断细胞增殖过程中所需的物质来达到杀伤肿瘤细胞的目的。因此，化疗对正常细胞和机体免疫功能等也有一定程度的损伤，可导致机体出现不良反应。

207. 什么是新辅助化疗？

新辅助化疗是指在手术或放疗之前先实施的全身化疗，目的是使肿块缩小、及早杀灭看不见的转移细胞，以利于后续的手术、放疗等治疗。对于早期肿瘤患者通常可以通过局部治疗方法治愈，通常并不需要做新辅助化疗。而对于晚期肿瘤患者由于失去了根治肿瘤的机会，通常也不采用新辅助化疗的方法。新辅助化疗通常是用于某些中期肿瘤患者，希望通过先做化疗使肿瘤缩小，再通过手术或放疗等治疗方法治愈肿瘤。卵巢癌、骨及软组织肉瘤、直肠癌、膀胱癌、乳腺癌和非小细胞肺癌等都有成功的例子。但新辅助化疗也有风险，有些患者接受新辅助化疗的效果不好，使病变增大或患者体质下降，也可能失去根治肿瘤的机会。

208. 新辅助化疗后患者什么时候可以接受手术治疗？

对接受新辅助化疗后的患者需要进行影像学的一系列检查，重新评估能不能进行手术治疗。如果外科医生认为有手术可能性，需待患者血象恢复正常后接受手术治疗，通常是在新辅助化疗结束后的第3~4周。如果是采用贝伐珠单抗治疗，通常是需要在停止治疗至少6周后才能进行手术治疗，如果用索拉非尼或舒尼替尼治疗，一般停药1~2周后就可以考虑手术治疗，其目的是减少术中出血，避免术后伤口不愈合。

209. 什么是术后辅助化疗？

有些肿瘤患者即使接受了根治性切除手术，甚至是扩大切除手术，术后仍有可能会出现肿瘤复发或转移。目前研究认为这部分患者在原发肿瘤未治疗前就已有瘤细胞播散于全身，其中大多数瘤细胞被机体免疫系统消灭，但仍有少数瘤细胞残留于体内，在一定环境条件下会重新生长，成为复发根源。因此，在手术或放疗消除局部病灶后，若配合全身化疗，就有可能消灭体内残存的肿瘤细胞。这种在根治性手术后进行的化疗叫辅助化疗，目的是杀灭看不见的微转移病灶，减少复发或转移，提高治愈率，延长生存期。是否需要进行辅助化疗主要根据原发肿瘤的大小和淋巴结是否转移，以及是否存在复发或转移的**高危因素**（如分化差、有脉管瘤栓等）来决定。不同类型肿瘤的标准不尽相同，部分患者辅助化疗后还可能需要放疗。

210. 手术后多长时间开始进行化疗比较合适？

术后化疗的时间主要取决于患者手术后恢复的快慢。通常在手术后 4 周之内进行化疗比较合适。

211. 都说化疗很伤身体，能不做化疗吗？

必要的术后辅助化疗能够减少复发或转移，延长生存期。虽然有毒性反应，但总体是利大于弊。对于大多数肿瘤而言，目前尚没有能够替代辅助化疗的方法。如果医生建议进行术后辅助化疗，最好能采纳建议。患者有权决定是否做化疗，但要充分了解拒绝辅助化疗可能带来的后果。

212. 为什么有的人化疗效果很好，而有的人化疗效果不好？

化疗的效果主要与肿瘤对药物的敏感性有关。有没有效主要取决于肿瘤的特点以及个体间的差异，比如同样是肺癌，小细胞肺癌化疗的效果很好，大多数患者化疗后肿瘤会明显缩小甚至消失。相比之下，非小细胞肺癌化疗的效果就没那么好。即便同样是肺腺癌，用了同一种药，有的人特别有效，有的人却一点不管用。这就是由患者个体间的差异造成的。

213. 化疗过程中会出现哪些不良反应？

化疗过程中常见不良反应包括**胃肠道反应**（恶心、呕吐）、血液毒性（白细胞低、血小板低、贫血）、肝**肾毒性**（肝肾功能异常）、**神经毒性**（手脚麻木、耳鸣）、皮肤毒性（脱发、脱皮、皮疹、脓疱）、心脏毒性（心慌、心律失常、心绞痛）、乏力等。

214. 如何减轻化疗的不良反应？

目前已经有很多方法来预防或减轻化疗的近期不良反应，如化疗前预防用止吐药能减轻恶心、呕吐，白细胞或血小板降低的患者可以应用打升白细胞药针或升血小板药物针。关节酸痛患者可用芬必得之类的止痛药加以缓解。但对**神经毒性**、脱发目前还没有好的预防办法。此外，治疗后导致的第二原发癌等也无法预防。患者应尽可能保持战胜疾病的决心和克服困难的信心，因为心情越差越容易陷入反应越大的恶性循环。

215. 如何正确对待化疗，消除恐惧？

由于化疗有恶心、呕吐、腹泻、脱发、肝功能损害以及白细胞下降等毒副反应，不少患者认为化疗会削弱已经患有重病、或刚经历大手术创伤的身体，是得不偿失，因而拒绝做化疗。其实，在目前对癌症的有效治疗手段中，手术及放疗均是局部治疗手段，唯有化疗才是全身性治疗，当然中医药或免疫治疗等也是全身治疗，但就其对肿瘤细胞的杀伤性而言就远不如化疗。

肿瘤患者应该避免盲目的做化疗，应该找有资质的肿瘤内科医生制订化疗方案。而对于由化疗而引起的呕吐、脱发、白细胞下降等副反应，目前有很好的止呕药、升白细胞药、保护肝肾功能的预防措施等予以处理，可以较好的控制化疗不良反应。有些患者在化疗前给予止呕药甚至不会出现呕吐的反应；对于脱发的患者化疗后头发还可以再生。所以完全不必惧怕化疗。

216. 是不是化疗的副作用越大疗效越好？

只要化疗，毒副反应几乎不可避免。不能根据化疗毒副反应的程度来判断化疗效果；并不是化疗反应越大效果越好、没有化疗毒副反应就没有效果。化疗成功与否，在很大程度上取决于如何解决好疗效与毒副反应之间的关系。不同的个体对药物的吸收、分布、代谢、排泄可能有差异，要密切观察与监测每个人。这不意味着为了追求疗效就可以无止境的增加剂量，在剂量增加的同时毒副作用也在增加，在患者可以耐受的毒副反应情况下兼顾最适合患者的最大剂量才是保证疗效的最好方法。

217. 做化疗期间还可以上班吗？

随着医学领域的不断发展，肿瘤已渐渐脱离了"谈虎色变"的窘境。如果化疗反应不大，一般情况允许，在化疗间歇期是可以工作的。但也要看患者的工作性质，如果是强体力劳动最好还是避免工作，因为化疗间歇期难免还是会出现**骨髓抑制**，这时免疫力是相对低下的，适当的休息与睡眠有利于免疫力的恢复，也可以降低感染风险。如果是办公室工作，不会过度劳累，影响不大的，自己酌情协调好。

218. 化疗中出现白细胞减少怎么办？应注意哪些问题？

化疗过程中白细胞减少会导致被迫减量或停用化疗，近期容易造成严重感染，如果白细胞低于 $1.0×10^9$/L 持续 5 天以上时，发生严重细菌感染的机会明显增加。这个时候可以根据白细胞减少的程度选择一些合适的药物，如果白细胞略微减少，可以口服升血药物，当白细胞减少程度较重时应使用一些粒细胞集落刺激因子。

化疗给药结束，回家休息的过程中出现白细胞减少时一定要注意自我保护，一旦发现白细胞开始减少，及时与主管医生联系，密切监测白细胞情况，并注意保暖及休息，避免着凉，避免过度接触人群，降低感染风险。

219. 化疗中出现血小板减少怎么办？应注意哪些问题？

血小板减少会引起出血时间延长，血小板计数的正常值为 $(100～300)×10^9$/L。理论上血小板 $<50×10^9$/L 时，会有出血危险，轻度的损伤可引起皮肤黏膜的淤点；当血小板 $<20×10^9$/L 时，出血的危险性增大，常可以有自发性出血，需要预防性输入血小板；血小板 $<10×10^9$/L 时容易发生危及生命的中枢神经系统出血、胃肠道大出血和呼吸道出血。化疗中出现血小板减少引起的严重出血并不多见。有出血倾向者，应给予输注血小板以及止血药物；没有出血倾向者，若血小板 $>20×10^9$/L，应该卧床休息，避免磕碰，使用一些血小板生长因子等药物，观察病情。

220. 化疗中出现贫血怎么办？应注意哪些问题？

血液中红细胞为全身各种组织器官提供氧气，当贫血时，红细胞太少而不能向组织提供足够的氧气时心脏工作就会更加努力，让人感到心脏跳动或搏动很快。贫血会使人感到气短、虚弱、眩晕、眼花和明显的乏力等。根据贫血程度的不同，医生会给予重组人促红细胞生成素，口服铁剂、维生素，甚至是输红细胞悬液以加快贫血的纠正。在药物治疗的同时也需要患者足够的休息、减少活动、摄入足够的热量和蛋白质（热量可以维持体重，补充蛋白质可帮助修复治疗对机体的损伤）、缓慢坐起与起立。

221. 肝癌患者术后需要化疗吗？

目前，化学治疗在肝癌治疗中的作用并不明确，主要是缺乏对肝癌有效的药物，因此患者做完手术后不需要再用化学治疗。随着目前新的化疗药物不断涌现，国内和国际上都在进行相关的临床试验，以期寻找对肝癌更有效的药物，相信在不久的将来，化疗会给肝癌患者带来新的福音。

222. 什么是靶向治疗，对肝癌治疗效果如何？

一般所说的靶向治疗是指分子靶向药物治疗，它们能够特异性地作用于肿瘤细胞生长过程中的关键分子，从而起到杀伤肿瘤细胞的目的，同时又最大程度上保护了正常细胞。与传统的化疗相比，靶向治疗具有作用更明确、副作用更小的优点。在肝癌中尤其是晚期肝癌中已经开始应用靶向治疗，根据国内外统计，约80%的患者能从中获益。

223. 靶向治疗药物属于化疗吗？

靶向治疗本质上属于一种生物治疗，不属于化疗，二者之间存在本质的区别。传统意义的化疗药物主要指细胞毒药物，它们是一种具有杀伤性的化学物质，除了对肿瘤细胞具有杀伤作用外，对于许多同样分裂旺盛的正常组织细胞也有毒性，如白细胞、血小板、胃肠道黏膜、毛囊等。所以化疗往往会造成一些相关的副作用，如白细胞减少、血小板减少、恶心、呕吐、脱发等。靶向治疗药物理论上只针对肿瘤细胞，对正常组织没有作用，所以往往不会出现化疗相关的副作用。

224. 肝癌靶向治疗的常用药物有哪些？主要副作用是什么？

目前国家批准用于晚期肝癌治疗的靶向治疗药物是甲磺酸索拉非尼，商品名多吉美。除此之外还有好多种药物正在做临床试验，但目前为止还没有明确的结果。

多吉美的副作用主要有腹泻、厌食、手足皮肤反应和高血压等，副作用一般在服药2~3周后最明显，多数情况通过饮食调整、中医中药调理等手段都能有效缓解，只有个别患者需要减少用药量甚至停药来控制副作用。在服药期间饮食要清淡，不能吃太多油脂含量高的食物，还要注意吃适量水果、蔬菜补充足够的维生素和纤维素。

225. 免疫治疗对肝癌有效吗？

免疫治疗可以改善肝癌患者的生活质量，有助于提高抗肿瘤疗效，降低术后复发率。适当应用胸腺肽类药品可以增强机体的免疫功能，具有辅助抗病毒和抗肿瘤作用；有乙肝感染的肝癌患者切除术后，应用 α-干扰素可以延缓复发和降低复发率。

226. 肝癌患者都要做抗病毒治疗吗？有哪些注意事项？

对于具有乙型肝炎和（或）丙型病毒性肝炎感染的肝癌患者，应特别注意检查和监测病毒载量（HBV DNA/HCV RNA）以及肝炎的活动。如果检查发现肝炎病毒复制活跃，必须及时地积极进行抗病毒治疗，可以选用核苷类似物、α-干扰素及其长效制剂和胸腺肽 α_1 等。

抗病毒治疗必须在医生的指导和严密监测下进行，不能随意停药，否则会引起病毒复制水平反弹。

（六）放射性核素治疗

227. 放射性核素能治疗肿瘤吗？

放射性核素治疗是将带有射线的放射性药物给肿瘤患者口服或静脉注射后，放射性药物能随血液到达肿瘤部位，对肿瘤细胞放出射线，其射线像"导弹"一样，能瞄准肿瘤细胞射击，最后抑制或摧毁肿瘤细胞，从而达到治疗肿瘤的目的。故放射性核素治疗属于内照射治疗，而通常说的放疗属于外照射治疗。

228. 放射性核素主要用于哪些肿瘤的治疗？

放射性核素治疗开展的最早、应用的最广泛的就是^{131}碘治疗甲状腺癌及其转移灶，其他效果较好的项目还有放射性核素治疗骨转移、^{131}碘间位碘代苄胍（^{131}I-MIBG）治疗恶性嗜铬细胞瘤和恶性神经母细胞瘤、放射性核素标记的单克隆抗体治疗淋巴瘤、放射性核素标记的奥曲肽治疗神经内分泌肿瘤、^{125}碘放射性粒子植入治疗肿瘤、唯美生治疗肿瘤、^{90}Y 标记的玻璃微球治疗肝癌等。

229. 晚期肿瘤患者骨转移发生率有多少？

恶性肿瘤患者到了晚期，会出现全身各部位的多发转移，其中骨骼也是常见的转移部位。晚期癌症患者中 40%～80% 都会出现骨转移，骨转移者有 70%～80% 伴有剧烈的骨痛，尤其是晚期肺癌、乳腺癌、前列腺癌等患者骨转移比较常见。

230. 放射性核素治疗骨转移的效果如何？

放射性核素治疗骨转移是利用放射性核素所发出的射线对骨转移灶进行照射，达到治疗的目的，是一种内照射治疗，可以缓解疼痛、减轻症状、提高患者的生存质量，小部分患者能达到骨病灶好转或消失，甚至延长生命。

231. 哪些肝癌患者适合接受放射性核素治疗？

用放射性药物治疗肝癌患者需要符合下列要求：①临床、病理及各种影像诊断确诊的骨转移癌；②核素骨显像显示骨转移癌有**放射性浓聚**；③骨转移癌所致的骨疼痛，药物治疗、放疗、靶向治疗无效者；④白细胞不低于 $3.0×10^9/L$，血小板不低于 $90×10^9/L$，血红蛋白不低于 90g/L；⑤预计患者生存期>3 个月。

232. 哪些患者不宜接受放射性核素治疗？

在下列情况下不考虑做放射性核素治疗：①妊娠及哺乳期妇女；②化验检查示白细胞低于 $3.0×10^9/L$；③血小板低于 $90×10^9/L$；④严重的肝肾功能不良；⑤骨显像显示病灶无**放射性浓聚**。

233. 放射性核素治疗骨转移有哪些常见的副作用？

放射性核素治疗骨转移最常见的副作用是**骨髓抑制**，表现为白细胞、血小板或血红蛋白降低。治疗后**骨髓抑制**发生率为20%～50%，但可以恢复，一般在 12 周内即可恢复到治疗前水平。

5%～10%的人出现反跳痛，即给予放射性核素治疗后患者出现短暂的疼痛加重，一般发生在给药后 5～10 天，持续 2～4 天，对症止痛治疗能好转。

（七）新药与临床研究

234. 我们为什么需要新药？

"有病吃药"这是我们常说的一句话，而且"对症下药"病才有可能治好。但是在癌症治疗的过程中即使是"对症下药"，病还不一定能治好。因为，癌细胞太顽皮、太狡猾了，它们适应环境的能力非常强，就跟老鼠似的。它们是从我们自己身体中叛变出来的敌人，会根据我们曾经杀伤它的各种手段来改变自己，使自己不被再次攻击，这也就是医生常说的"耐药"。

新药就是以前没有用过的药，癌细胞还不认识它们。我们要不断研制新药来杀死癌细胞，直到把它们从我们的身体中彻底消灭，我们才得以健康生存。

235. 什么是抗肿瘤新药临床试验研究？

对于任何一个药物我们都要了解最重要的安全性和有效性。在临床使用时才有把握。怎么才能了解药物是否安全和有效呢？就必须要通过这个药物的临床试验研究。药物的临床研究项目越多，研究结果越丰富，对我们了解这些药物就越有利。这也就是说，每个药品都是经过"考试"合格后才能够进入临床使用的，因此临床试验研究是每个在市场出售的药品必须经过的一关。

抗肿瘤药物都必须要经肿瘤患者的试用。一个全新的抗肿瘤药需要进行多年的临床前研究，在进入人体临床试验之前，要先在动物体内进行各种药物代谢、毒理方面的研究，然后才能在人体上经过Ⅰ~Ⅲ期的临床试验。如果临床研究结果证明该药是安全、有效的药物，它才能走上市场，为其他患者使用。

236. 抗肿瘤新药是怎么研发出来的？

新药的研发需要一个十分复杂的过程，但简单来说可以分成临床前研究和临床研究。临床前研究包括从药物筛选开始到进行各种动物实验，一般要进行药理实验、急性毒性实验、长期毒性实验、**药代动力学**实验、致畸实验、致癌实验、过敏实验等，能够在动物体内得到的试验数据都会在实施人体试验前完成。这些动物实验不仅在小动物身上如小鼠、大鼠身上做，还要在大动物身上做，如比格犬、恒河猴等。动物实验资料要送到国家食品药品监督管理部门，经过严格的审批后才可能得到进入临床研究的批文。从药物筛选到进入临床研究只有百分之几的成功率，仿制药或改良的药物成功率会高一些，但会受到知识产权方面的限制。

在我国进入临床试验的新药都必须有国家药监部门正式批件，文件号可以通过正常途径查到，临床实验在与患者签署的知情同意书中一般都要注明这个批文号，以证明这项试验的合法性。一个新药需要进行三个期别（Ⅰ、Ⅱ、Ⅲ期）的多项临床研究，这期间一般需要 500 名以上的患者参与临床试用。

237. 一个新药的研发需要多长时间？为什么？

由于新药的每项临床研究都需要按照试验方案进行，对需要观察和研究的病种或瘤种有严格的入选标准和排除标准，每位患者必须自愿参加试验，这样在试验进行期间就需要很长的时间才能收集到足够的病例数。Ⅰ期和Ⅱ期临床试验分别需要约 2 年，

Ⅲ期临床试验也需要 2~3 年，加上每个期别之间还要得到国家药监部门的审批，在顺利的情况下需要一般 7~10 年才能完成。如果在新药探索期间不顺利，就需要更长的时间。新药在实验的任何一个阶段都有被淘汰的可能性，所以一个新药的诞生就像一个新生儿的孕育和出生一样，需要经过精心的设计和实施，中间如果有任何问题都可能使它不能面市，惨遭淘汰的命运。

238. 如何能够参加新药临床研究？

大家都知道手机、电脑等产品最先进的型号都在实验室里。抗癌新药也是如此，最新的好药都在临床试验中。因此，参加临床研究可以是肿瘤患者、尤其是晚期肿瘤患者的一种有利的选择，特别是对多种治疗失败后，参加临床研究可能是更有希望的选择。

参与临床研究最重要的是信息，这些信息可以通过在医院就诊时询问医生、留意贴在走廊上的招募广告、向专门开展新药临床研究的部门了解，也可以通过网络找到这些试验。抗癌新药的临床试验都是和治疗相结合的，实验工作者与自愿参加实验者都要根据实验方案的要求进行双向选择，才能确定。

239. 什么是Ⅰ期临床试验？

Ⅰ期临床试验是检验新药对正常健康人及患者是否有毒性或其他害处的临床试验。包括初步的临床药理学研究、人体安全性评价试验及**药代动力学**试验，为制订给药方案提供依据。人体安全性评价通过耐受性试验来完成，主要目的是初步了解试验药物对人体的安全性情况，观察人体对试验药物的耐受及不良反应。**药代动力学**试验是要了解人体对试验药物的吸收、分布、代谢、消除等情况。

240. 什么是Ⅱ期临床试验?

Ⅱ期临床试验是检验新药是否有效力的临床试验。其目的是初步评价试验药物对目标**适应证**患者的治疗作用和安全性,也包括为Ⅲ期临床试验研究设计和给药剂量方案的确定提供依据。Ⅱ期临床试验多数会做两组人群对照的试验,即参加试验的人群分为试验药组与对照药组或安慰剂组,两组对照来确定试验药的疗效,但有的Ⅱ期试验也会只设一个试验组,单独看这个药物的疗效,然后把这个疗效与已有的资料进行对比,这样的试验设计所需例数比较少。

241. 什么是Ⅲ期临床试验?

Ⅲ期临床试验是检验新药的最适剂量、用法、安全性及治疗作用的确证阶段。其目的是进一步验证药物对目标**适应证**患者的治疗作用和安全性,评价患者受益与风险的关系,最终为药物注册申请的审查提供充分的依据。

242. 什么是Ⅳ期临床试验?

Ⅳ期临床试验为新药上市后由申请人进行的应用研究阶段。其目的是考察在广泛使用条件下的药物的疗效和不良反应、评价在普通或特殊人群中使用的患者受益与风险关系等。是在药品说明书指导下用药的临床研究,用以补充Ⅱ、Ⅲ期临床研究中未观察到的不良反应,尤其是在老年人、肝肾功能较差患者、心血管疾病患者等特殊人群用药后可能产生的不良反应，而这些人群在前面的临床研究中都是被排除的。

243. 什么是临床研究中的知情同意？

为了保护受试患者参加临床研究中的权益、使他们了解研究药物的性质及试验的过程，我国和国际上都建立了相应的《新药临床研究质量管理规范》，简称 GCP 规范。要求所有临床研究都必须通过伦理委员会审批，审批的内容包括临床研究方案、知情同意书等。知情同意书是为参加临床研究的受试者（健康志愿者及患者）提供的一份书面文件。参加临床研究之前，研究者（临床医生）会就这份告知书的内容向受试者讲解，其中包括临床研究的内容、背景、新药的作用机制、已经获得的临床研究结果、将要开展的临床研究内容、受试者可能面临的风险、可能得到的受益等，最重要的是受试者必须是自愿参加的，而且随时可以退出，受试者的隐私是得到保护的。受试者/患者可以在医生与他进行知情同意谈话时充分的提问并应当得到答案，患者在自愿的情况下签署知情同意书，同时可以保留这份同意书。签署知情同意书后就意味着参与了临床研究。作为受试患者，如果愿意参与临床研究，就应当积极配合医生（研究者），包括及时向医生通报自己的感受、不适，及时到医院就诊，进行各种检查，在家中服药时要认真记录服药情况，填写患者日志，有时还要定时测量血压等。这些内容都是临床研究中需要观察的安全性资料，这些对于评价一个药物的安全性和有效性极为重要。一个患者在参与了临床研究时，也是临床研究的重要成员了，他是整个研究组的观察对象，会得到所有研究者的关心和照顾，因此，配合临床研究工作也是受试者的义务，受试者有责任把自己的真实情况告诉医生，以便医生评价，并对他的治疗做出正确的决定。

如果患者的疾病进展了，或者医生认为他已不适合留在研究中，医生会让他终止研究，并且为他提供其他治疗方案，这时受试患者要服从研究医生的决定。还需要注意：在知情同意书中通常有两个联系方式，一个是研究医生的电话，一个是伦理委员会的电话，受试患者有关于研究或医疗方面的问题，可以打电话给研究者，如果有关于受试者权益方面的问题，可以与伦理委员会联系，将会得到相应的解答。

（八）输血相关问题

244. 全血和成分输血的疗效哪个更好？

将供者血液的不同成分用科学方法分开，依据患者病情的实际需要，分别输入有关血液成分，称为成分输血。成分输血的比例是输血治疗现代化的重要标志。目前国际上输成分血的比例已经达90%以上，我国也已普遍采用成分输血，全血已很少使用。成分输血具有以下几点好处：①疗效好：依病情需要缺什么输什么，可提高治疗效果。如贫血患者输注红细胞，血小板减少患者输注血小板；②副作用小：减少输血传染疾病的机会；③便于保存和运输：不同血液成分保存条件不同，如新鲜冷冻血浆可在-20℃以下保存1年；而血小板在22℃±2℃的温箱内仅能保存5天；④节约血液资源：血液来自献血者的无私奉献，资源宝贵，将一袋血分成几种成分可治疗多个患者。

245. 为什么将 Rh D 阴性血叫"熊猫血"？

人类红细胞血型由多达三十多种的血型系统组成，ABO 血型与 Rh D 血型只是其中的两个，但 ABO 和 Rh D 血型系统是目前与人类输血关系最为密切的两个血型系统。大家所熟知 ABO 血型系统将血型分为 A 型、B 型、O 型和 AB 型。而 Rh D 血型系统则是将血型分为 Rh D 阳性和 Rh D 阴性。在给患者输血前对供血者和受血者这两种血型都要进行检测，以免出现输血严重的反应。那么什么叫 Rh D 阴性血？当一个人的红细胞上存在有 D 血型抗原时，则被称为 Rh D 阳性，用 Rh D（+）表示；当缺乏 D 抗原时即为 Rh D 阴性，用 Rh D（-）表示。Rh D（-）的分布因种族不同而差异很大，在白种人中的比例较高，约 15%。而在我国汉族人群中绝大部分人为 Rh D 抗原阳性，Rh D 阴性者比例不足 1%，因为极其罕见，类似于国宝大熊猫，因此，Rh D 阴性血又被俗称"熊猫血"。Rh D 抗原对临床输血至关重要，"阴性血"患者如接受了 Rh D 抗原阳性的血液则有可能引起严重的溶血性输血反应。

246. 肿瘤患者何时需要输注血小板？

肿瘤患者由于自身体质的变化以及化疗、放疗等影响容易发生血小板数量的减少，输注血小板是重要的支持治疗，尤其是造血功能差的患者，往往需多次输注以维持体内血小板的数量。虽然在身体有明显的出血之前预防性输注血小板已很普遍，但至今仍无权威的研究表明预防性输注就一定比有了出血症状后再输（治疗性输注）效果好。我国《临床输血技术规范》建议手术及创伤的患者输注血小板阈值为 $50 \times 10^9/L$，血小板在

$(50 \sim 100) \times 10^9/L$ 之间者，应根据是否有自发性出血或伤口渗血决定；对于内科患者，如血小板 $>50 \times 10^9/L$，一般不需输注，$(10 \sim 50) \times 10^9/L$ 之间的患者根据临床出血情况决定，如血小板 $<5 \times 10^9/L$，则应立即输注血小板以防止出血。

英国血液学标准委员会发布的血小板输注指南中建议腰椎穿刺、硬膜外麻醉、组织**活检**、剖腹手术或相似的操作，血小板应提高至 $50 \times 10^9/L$ 以上；对于慢性稳定型血小板减少症，血小板可持续低于 $10 \times 10^9/L$ 而不发生严重出血，为避免血小板输血无效以及其他并发症，不推荐这类患者长期预防性输注血小板。肿瘤患者如没有败血症、凝血异常等情况则大多属于此类。

247. 肿瘤患者输血有什么风险吗？

目前，我国各级医疗机构为患者提供的血液已经按国家规定采用合格试剂进行了严格的检测，但受当前科技水平的限制，仍难以避免输血所致的各种传播性疾病和不良反应，输血治疗存在一定风险，主要包括以下情况：①溶血反应；②非溶血性发热反应；③**过敏反应**；④感染病毒性肝炎、艾滋病、梅毒等；⑤感染巨细胞病毒、EB 病毒、疟疾等；⑥输血相关移植物抗宿主病；⑦输血相关急性肺损伤；⑧循环负荷过重；⑨血液输注无效等。另外，肿瘤患者输注红细胞可能对机体的免疫系统产生一定抑制，从而对加速肿瘤的复发与转移可能会成为帮凶。

248. 肿瘤患者输血会促进肿瘤的复发吗？

是的，自 1982 年 Burrows 等首先报道结直肠癌手术前后接受异体血输注的患者 5 年生存率明显低于未输血患者以来，至今已有大量的研究表明输血会促进肿瘤复发，降低肿瘤患者的长期生存率。输血可以抑制患者的特异性和非特异性免疫，导致肿瘤细胞发生免疫逃逸，增加肿瘤术后的复发率。因此，肿瘤患者的输血决定需要在充分的权衡利弊后做出，在技术条件成熟的医院，对于未发生转移的早期肿瘤患者，如患者身体情况允许，可首先考虑自身输血。

（九）中医治疗

249. 中药治疗在肝癌患者中的作用怎么样？

中医药有助于减少放、化疗的毒性，改善癌症相关症状和患者的生活质量，可能延长生存期，还可以作为肝癌治疗的重要辅助手段。除了采用传统的辨证论治、服用汤药之外，多年来我国药监部门业已批准了很多种现代中药制剂，在临床上已经广泛应用并积累了许多实践经验，具有一定的疗效。

250. 中医药治疗肝癌主要采用哪种方式？

中医学治疗疾病的方式主要有内服汤药、中成药、针灸、推拿等。在包括肝癌的恶性肿瘤的治疗中主要采用个体化的汤药治疗。根据患者的病期、肿瘤的情况、治疗的不同阶段等情况采用个体化的中药处方治疗。

251. 可以只用中医治疗肝癌吗？

不可以。中医治疗治愈肝癌的病例有，但是很少，只是个案报告。有些患者发现患肝癌后，因为恐惧手术的风险和介入治疗的副作用，要求不进行西医治疗，单纯采用中药治疗，这是不理智的做法。中医目前的治疗水平还不能治愈或控制肝癌的发展。有些患者因为拒绝西医治疗单纯采用中药治疗而付出了生命的代价。中医药在肝癌的治疗中只能起到辅助治疗的作用。

252. 有人说"偏方治大病"，治疗肝癌可以采用偏方吗？

祖国的传统医学及文化博大精深，确实有偏方治好某些疾病的现象，但是偏方的效果一般是治疗特定的疾病的某种类型有效，肿瘤类疾病是一种严重而且复杂的疾病，需要用很多的方法来治疗。不是一个简单的偏方和秘方就能对应的。目前还没有发现哪个偏方能够治好肝癌。如果想从中医治疗中获益，应该采用根据患者病情开出来的处方进行辨证治疗。

253. 应该怎样判断中医的治疗效果？

判断治疗是否起作用的方法就是做西医检查。因为，西医检查具有客观性，可以做 CT、MRI、超声等影像学检查。如果服用中药后，在没有介入治疗等西医治疗的情况下，肿瘤大小没变或略有缩小，可以判断为治疗有效。其次，可以做肿瘤标志物（AFP、CA19-9、CEA 等）、肝肾功能等项检查。再次就是患者的主观感觉。如果患者服用中药后，精神好转、饮食逐渐增加，腹胀、腹痛等症状逐渐消失，一般可以说明中药的治疗起到了较好的作用。

254. 中药治疗有副作用吗？

就像西医治疗一样，对有的人来说，中药治疗肯定也会有副作用。中药的治疗可能的副作用有：促进肿瘤的生长，造成肝肾功能的损害，造成食欲下降、乏力等。怎样判断中药的副作用呢？与上一问题中评价疗效的方法相同，即采用西医客观检查的方法评价中医治疗的副作用。如果中药治疗后，发现肿瘤生长很快、肿瘤标志物上升速度加快，或出现肝肾功能损害等则要考虑到中药治疗可能起了一些负面的作用。

无论是评价中医治疗的作用还是副作用，都要在客观、综合分析各种中西医治疗手段可能起到的作用之后，才能判断出中医药治疗的作用或副作用，一般需要由有中西医结合治疗肿瘤经验的医生来进行判断。

255. 肝癌患者术后中药治疗有什么意义？

肝癌一般发生于一定的肝病的基础之上，比如长期的病毒感染、肝硬化、酒精性肝损害等。在进行手术切除病灶后，一方面可能有一些微小的病灶以目前的检查手段不能发现；另一方面即使全切干净了，但导致癌变发生的内环境还存在，很可能再发生肝癌。

目前来看，西医方面尚没有确切的能够预防肝癌复发转移的治疗措施。中药治疗一方面可以通过扶正、祛邪，辅助机体恢复抗肿瘤免疫力，以消灭残余肿瘤细胞；另一方面，通过保肝、软肝，改善产生肝癌的内环境，达到降低复发率的目的，这就是中医的"不治已病治未病"的思想。

256. 晚期的肝癌患者可以吃中药吗？

晚期的患者可以服用一些中药，根据服药后症状能否改善，如疼痛、腹胀、食欲、睡眠、大便等方面的变化情况再决定是否要继续服用中药治疗。

257. 肝癌患者什么时候可以采用中医治疗？

肝癌的诊治顺序推荐先西医、后中医。

中医药辅助治疗肿瘤有诸多的好处，但是，目前为止，单靠中医药治疗还不能有效地控制肝癌的生长。因此，治疗上必须以西医治疗为主，中医药治疗必须在正规的西医治疗的基础上进行。否则，患者不仅不能受益于中医药治疗，而且还可能因此影响西医的治疗，甚至使本来有机会治愈的患者丧失治愈的机会。

所以，肝癌的中医治疗一般是在手术和（或）介入治疗结束后开始。

258. 中医在肿瘤治疗中有哪些优势？

手术、放疗、化疗在中医看来皆是祛邪的手段，这些治疗方法在最大程度地减少肿瘤负荷、杀灭癌细胞的同时，不可避免的会损伤正气，使患者免疫功能受损、抵抗力下降。中医认为恶性肿瘤属于正虚邪实的疾病，治疗过程中强调整体观念、辨证论治，一方面要"扶正"，一方面要"祛邪"，重在扶正固本，兼以祛邪。虽然中医药直接抗癌作用不显著，但能够减轻放、化疗引起的恶心、呕吐、食欲减退、乏力、白细胞减少、免疫功能下降等不良反应，改善患者症状、提高生存质量。现代中药药理研究发现许多中药正是通过调节肿瘤患者的机体免疫功能达到抑制肿瘤的目的，特别是补益类及活血类中药。在恶性肿瘤治疗中中西医各有优势，不能互相替代。

259. 中药有抗癌药物吗？

　　中医治疗肿瘤的常用药物种类繁多，包括扶正固本、清热凉血、理气解郁、化痰散结、活血化瘀和以毒攻毒等种类。随着现代中药药理学研究不断深入，逐渐发现一些中药（或者中药单体成分）对癌细胞具有一定的杀伤和抑制作用，也就相应的出现了抗癌中药的说法。这类具有抗癌作用的药物，往往被多数人直观的理解为具有杀伤癌细胞作用的中药，甚至被拿来与化疗药物类比，这种观点并不准确。具有抗癌作用的中药既包括以毒攻毒类药物，也包括扶正固本类药物和各种清热解毒、化痰散结、活血化瘀类药物，这些都属于广义上的抗癌中药。

260. 治疗后的肝癌患者练习气功是否有益？

气功是具有广泛群众基础的养生保健锻炼方法，也是传统中医药学的重要组成部分。功法强调练习时要充分放松身体和情绪，注重呼吸、意识的调整，与身体活动保持协调，有利于调节生理功能、减轻心理压力，这一点理论上对于配合肿瘤患者的治疗康复来说是有益的。需要特别注意的是，要在各类气功中正确选择动作幅度较小、难度不大的，切忌练习体力要求较高、动作繁复的，以免加重身体负担。选择哪一种气功，练习多长时间，一定要根据自己的疾病状况以及对身体起到的作用来确定。

261. 冬虫夏草、海参等营养品对肿瘤患者有益吗？

冬虫夏草作为一种传统的名贵滋补中药材，既不是虫也不是草，是麦角菌科真菌冬虫夏草寄生在蝙蝠蛾科昆虫幼虫上的子座及幼虫尸体的复合体。虫草体外提取物具有明确的抑制、杀伤肿瘤细胞的作用。中医认为冬虫夏草性味甘、温，归肺、肾经，功能补虚损、益精气，又能平喘止血化痰。冬虫夏草药用价值很高，具有阴阳双补的特点，尤其擅长补益肺、肾两脏，药性较平和，除了感冒、有实热等情况外，普通人群多数都可服用，且全年均可服用，以冬季最佳。传统服用方法是煎煮内服，可以入丸、散，或研末食用，也可以泡酒、煲汤、煮粥服用。需要强调的是，无论哪种方法均应连渣服用，最大程度保证有效吸收。海参是常用的食疗补品，主要作用是益精养血、补虚损，常常被当做术后、产后、久病等身体虚弱者的营养品使用，其营养价值较高，也具有一定的药用价值，肿瘤患者可以服用，并且在正常饮食能够得到保证的情况下，间断服用海参即可。需要注意的是，急性肠炎、感冒、平时大便溏泻者不适宜食用海参，避免加重病情或者使疾病迁延不愈。

（十）疼痛治疗

262. 应该如何向医生描述疼痛？

首先应该向医生准确描述疼痛的部位：哪里感到疼痛？哪里疼痛最明显？是否伴随其他部位的疼痛？疼痛部位是否游移不定？其次要告诉医生疼痛发作的特点：是持续痛还是间歇痛？什么因素使疼痛加剧或缓解？一天中什么时间感到最痛？如果是间歇痛多长时间发作一次？最后要向医生描述患者感受的疼痛程度：是轻度、中度、重度还是严重痛？

特别要注意的是，对疼痛程度的诊断应该是依据患者所表述的感觉，而不是医生认为"应该是怎样的程度"。所以正确向医生描述患者的疼痛可以帮助医生对患者进行有效地治疗。

263. 癌症患者感到疼痛的原因有哪些？

癌症患者感到疼痛的原因主要有三大类：①癌症本身的原因：最常见的原因是骨转移、肿瘤压迫神经或侵犯神经所致，其次是由于肿瘤生长过快或肿瘤过大导致患者感到某部位胀痛。②继发于肿瘤的相关因素：如肿瘤伴有感染、肿瘤导致肠道或其他管道系统梗阻、肿瘤破裂出血等。③诊治癌症过程中产生的疼痛：如手术、放疗、化疗、穿刺活检、骨髓穿刺、内镜检查等。

264. 肝癌患者都会痛吗？

疼痛是中晚期肝癌最常出现的症状，约有超过50%的患者在疾病发展过程中可能出现疼痛，但并不是每位患者都会出现。肝癌患者的疼痛通常有以下几种情况：

肿瘤本身所引起的疼痛：肿瘤迅速增大使肝包膜张力增加，并可压迫周围脏器而引起钝痛，癌结节中心缺血、坏死可引起隐痛，肝癌结节破裂出血可出现剧烈的肝区痛，且进行性加重，伴上腹压痛、肌紧张等腹膜刺激征。

肝外转移灶所导致的疼痛：发生骨转移可出现持续的骨骼疼痛，发生腹腔淋巴结转移可导致腹部或背部疼痛，转移到肺、腹膜等部位亦可引起相应的疼痛。

265. 止痛药是痛了再吃还是按时吃？

有部分患者对止痛药的使用存在认识误区，他们认为，随着癌症的进程疼痛会逐渐加剧，若疼痛一开始就使用止痛药，恐怕到疾病晚期没有其他止痛药可用，并且认为只有在疼痛时才需要服药，不痛时便可暂不服药，以为这样可以减少药物成瘾性。事实上，按时服用止痛药，可使药物在身体中形成稳定的血药浓度，应用镇痛药更安全有效，且所需的镇痛药强度和剂量也最低。如不按时吃药，药物在血液中不能维持恒定的血药浓度，则可能导致患者长期得不到有效止痛治疗，反而更容易出现因疼痛导致的与神经病理性疼痛相关的神经系统功能紊乱，临床表现痛觉过敏和异常疼痛等难治性疼痛，并导致耐药性的产生。

266. 世界卫生组织推荐的治疗癌痛三阶梯止痛方案是什么?

为了提高癌症患者的生活质量,达到持续镇痛的效果,使癌痛患者夜间能够睡觉,白天休息、活动、工作时无痛,世界卫生组织推荐采用三阶梯止痛方案,其具体分类如下:

第一阶梯:应用非阿片类药物止痛,加用或不加用辅助药物。

第二阶梯:如果疼痛持续或加剧,在应用非阿片类镇痛药基础上加用**弱阿片类药物**和辅助药物。

第三阶梯:强阿片类药物与非阿片类镇痛药及辅助药物合用,直到患者获得完全镇痛。

如果疼痛仍然持续,应进行神经破坏或介入治疗等有创性治疗。尽量维持无创性给药途径,这种途径简单、方便、安全、费用低。

267. 什么是非阿片类镇痛药?

非阿片类镇痛药是指止痛作用不是通过激动体内阿片受体而产生的镇痛药物。按作用机制主要分为以下两类:

(1) 非甾体抗炎药:具有解热镇痛、且多数兼具消炎、抗风湿、**抗血小板聚集**作用的药物。主要用于治疗炎症、发热和疼痛。如吲哚美辛、对乙酰氨基酚、芬必得(布洛芬)、萘普生、奇诺力(舒林酸)、西乐葆等。

(2) 非阿片类中枢性镇痛药:作用于中枢神经系统,影响痛觉传递而产生镇痛作用,如曲马多、氟吡汀。

268. 什么是阿片类镇痛药？

阿片类镇痛药为一类作用于中枢神经系统，激动或部分激动体内阿片受体，选择性减轻或缓解疼痛，对其他感觉无明显影响，并能保持清醒的一类止痛药物。镇痛作用强，还可消除因疼痛引起的情绪反应。阿片类镇痛药按药物来源可分为以下三类：

（1）天然的阿片生物碱，如吗啡、可待因

（2）半合成的衍生物，如双氢可待因。

（3）合成的麻醉性镇痛药，哌替啶（即杜冷丁）、**芬太尼族**、美沙酮等。

269. 按三阶梯止痛方案常用的镇痛药都有哪些？

很多患者不知道自己服用的药物属于哪一个阶梯，按三阶梯止痛方案常用的镇痛药有：

第一阶梯：轻度镇痛药，以非甾体类药物为主。常用的有阿司匹林、意施丁（消炎痛控释片）、泰诺林（对乙酰氨基酚为主）、百服宁（对乙酰氨基酚为主）、必理通（对乙酰氨基酚）、散利痛（对乙酰氨基酚+咖啡因等）、芬必得（布洛芬）、扶他林（双氯芬酸钠）、凯扶兰（双氯芬酸钾）、奥湿克（双氯芬酸钠+米索前列醇）、奇诺力（舒林酸）、莫比可（芙洛西康）、萘普生、西乐葆等。

第二阶梯：中度镇痛药，以**弱阿片类药物**为主。常用的有奇曼丁（盐酸曲马多缓释片）、泰勒宁（氨酚羟考酮）、路盖克（可待因+对乙酰氨基酚）、氨酚待因（可待因+对乙酰氨基酚）、双克因（酒石酸二氢可待因控释片）、泰诺因（可待因+对乙酰氨基酚）、盐酸丁丙诺啡舌下片、强痛定针剂等。

第三阶梯：重度镇痛药，强阿片类药物。常用的有美施康定（硫酸吗啡控释片）、奥施康定（盐酸羟考酮控释片）、多瑞吉（芬太尼透皮贴剂）、盐酸吗啡片剂及针剂、盐酸哌替啶（杜冷丁）片剂及针剂等。

270. 三阶梯镇痛方案的基本原则是什么？

三阶梯镇痛方案的基本原则为：按阶梯给药，无创给药，按时给药，用药个体化，注意具体细节。

按阶梯给药：①根据患者的疼痛程度给予相应阶梯的药物，如果患者就诊时已经是重度疼痛，就应该直接使用重度镇痛药，无需从一阶梯开始。②在使用第一或第二阶梯药物时，其镇痛作用都有一个最高极限（天花板效应），因此，在正规使用第一、第二阶梯药物后，如果疼痛不能控制，不应再加量、换用、联用同一阶梯的镇痛药物，应选择更高阶梯的镇痛药物。③第三阶梯代表药物为吗啡，此阶梯药物没有"天花板效应"，如果常规剂量控制疼痛效果不佳可以逐渐增加吗啡剂量，直至完全控制疼痛为止。

无创给药：在可能的情况下尽量选择口服、透皮贴剂等无创方式给药，这种用药方式简单、经济、方便、易于患者接受，并且不易产生成瘾性及药物依赖性。

按时给药：按规定时间间隔给药，不论患者当时是否有疼痛发作，而不是等到患者痛时才给药，这样可保证达到持续镇痛的效果。

用药个体化：不同的患者对麻醉性镇痛药的敏感度存在个体差异，而且差异度可能很大，同一个患者在癌症的不同病程阶段疼痛程度也在发生变化，所以阿片类药物没有标准用量，要时刻根据患者的疼痛缓解状况增、减用药剂量，凡是能够使疼痛控制的剂量就是正确的剂量。

注意具体细节：对服用镇痛药的患者要注意监护，密切观察其反应，目的是使患者获得最佳镇痛而发生最小的副作用。

271. 什么是药物的耐药性？镇痛药也能产生耐药性吗？

耐药性又称抗药性，系指微生物、寄生虫或肿瘤细胞与药物多次接触后，对药物的敏感性下降甚至消失，致使药物对耐药微生物、寄生虫或肿瘤细胞的疗效降低或无效。镇痛药反复使用后也会产生耐药性，其结果导致镇痛作用下降，作用时间缩短，有些需要逐渐增加剂量才能维持其镇痛效果。

272. 什么是药物的依赖性？镇痛药会产生依赖性吗？

药物的依赖性俗称药瘾或瘾癖，它分为精神依赖和躯体依赖两种。

精神依赖又称心理依赖，也就是大家通常所说的成瘾性，是指患者对某种药物的特别渴求，服用后在心理上有特殊的满足感。镇痛药物容易产生成瘾性，阿片类药物成瘾的特征是持续地、不择手段地渴求使用阿片类药物，主动觅药，目的不是为了镇痛，而是为了达到"欣快感"，这种对药物的渴求行为会导致药物的滥用。对精神依赖的过于担心是导致医生和患者未合理使用阿片类药物的重要原因。大量国内、外临床实践表明阿片类药物用于癌症患者镇痛成瘾者极其罕见。

躯体依赖是指重复多次的给同一种药物，使其中枢神经系统发生了某种生理或生化方面的变化，致使对某种药物成瘾，也就是说需要某种药物持续存在于体内，否则药瘾大发产生戒断症状。阿片类药物成瘾表现为用药一段时间后，突然停用阿片类药物后出现的流涕、流泪、打哈欠、出汗、腹泻、失眠及焦虑、烦躁等一系列不舒服地戒断症状。戒断症状很容易通过逐渐减少用药剂量来避免。

精神依赖和躯体依赖是阿片类药物的正常药理学现象，癌痛患者通常使用的是阿片类药物的控释或缓释剂型，极少发生精神（心理）依赖。癌痛患者如发生药物依赖性并不妨碍医生有效地使用此类药物。

273. 长期用阿片类镇痛药会成瘾吗？

对阿片类药物成瘾的恐惧是影响患者治疗疼痛的主要障碍。世界卫生组织对癌痛患者使用镇痛药已经不再使用成瘾性这一术语，替代的术语是药物依赖性。镇痛药躯体依赖性不等于成瘾性，而精神依赖性才是人们常说的成瘾性。躯体依赖性常发生于癌痛治疗过程中，表现为长期用阿片类药物后对药物产生一定的躯体依赖性，突然中断用药会出现流涕、流泪、打哈欠、出汗、腹泻、失眠及焦虑、烦躁等不舒服的症状（戒断症状）。癌痛患者因疼痛治疗的需要对阿片类药物产生耐受性（需要适时增加剂量才能达到原来的疗效）及躯体依赖性是正常的，并非意味已"成瘾"，不影响患者继续安全使用阿片类镇痛药。在医生的指导下，采用阿片类药物控释、缓释制剂，口服或**透皮给药**，按时用药等规范化用药方法，可以保证理想的镇痛治疗。

274. 非阿片类药吃了不管用多吃点就行了吗？

许多患者及家属认为非阿片类药物比阿片类药物安全，可以多吃，并因惧怕阿片类药物成瘾，想尽量避免用强阿片类药物。其实这种想法和做法都不对。非阿片类镇痛药止痛效果并不是与用量成正比，当达一定剂量水平时，增加用药剂量并不能增加镇痛效果，而且药物的不良反应将明显增加，也就是通常所说的天花板效应。阿片类药物如果在医生指导下正确个体化用药，防治药物的不良反应，长期用药对肝脏及肾脏等重要器官无毒性作用。与之相比，非阿片类镇痛药长期用药或大剂量用药发生器官毒性反应的危险性明显高于阿片类镇痛药。非甾体类抗炎药是非阿片类药中的一种，其在用药初期大多无明显不良反应，但长期用药，尤其是长期大剂量用药则可能出现消化道溃疡、血小板功能障碍及**肾毒性**等不良反应。大剂量对乙酰氨基酚可引起肝脏毒性。因此，如果正确使用，一般阿片类镇痛药比非阿片类药更安全。

275. 阿片类药物有哪些特点？

阿片类药物是最古老的止痛药，也是迄今为止最有效的止痛药。世界卫生组织提出："尽管癌痛的药物治疗及非药物治疗方法多种多样，但是在所有止痛治疗方法中，阿片类止痛药是癌痛治疗中必不可少的药物。对于中度及重度的癌痛患者，阿片类止痛药具有无可取代的地位"。在癌痛治疗中之所以对阿片类镇痛药的作用有如此高的评价缘于这类药物有以下三大特点：

（1）**止痛作用强**：阿片类药物的止痛作用明显超过其他非阿片类止痛药。

（2）长期用药无器官毒性作用：阿片类药物本身对胃肠、肝、肾器官无毒性作用。

（3）无天花板效应：因肿瘤进展而使患者癌痛加重时，或用阿片类药止痛未达到理想效果时，可通过增加阿片类药物的剂量提高止痛治疗效果，其用药量无最高限制性剂量。

276. 阿片类药物有哪些毒副反应？出现后应立即停药吗？

阿片类药物常见的毒副反应主要为便秘（发生率90%）和恶心、呕吐（发生率30%），其他包括眩晕（发生率6%）、尿潴留（发生率5%）、皮肤瘙痒（发生率1%）、嗜睡及过度镇静（少见）、躯体和精神依赖（少见）、药物过量和中毒（少见）、精神错乱及中枢神经毒副反应（罕见）。除便秘以外，其他的毒副反应一般出现在用药初期，数日后患者都会逐渐耐受或自行消失。出现便秘者可采用对症治疗，不影响患者继续用药。在医生正确指导下用药，其他少见和罕见的毒副反应可减少或避免发生。所以患者不必担心阿片类会发生严重毒副反应而停药。

277. 害怕增加阿片类药物剂量，部分缓解疼痛就可以凑合了吗？

有些患者因害怕药物成瘾而不敢增加阿片类药物剂量，造成用药剂量不足，这样会导致镇痛不足，长期的疼痛刺激将使疼痛进一步加重导致神经病理性疼痛等难治性疼痛，形成恶性循环。对于癌症患者，疼痛治疗的主要目的应该是根据患者具体情况合理、有计划地综合应用有效镇痛治疗手段，最大限度缓解癌痛症状，持续、有效地消除或减轻疼痛，降低药物的毒副反应，最大限度地提高患者的生活质量。理想的镇痛治疗应该是使患者达到无痛休息和无痛活动，消除疼痛是患者的基本权利，所以每个癌痛患者都不应该忍受不必要的疼痛，要相信疼痛是可以控制的，要在医生的指导下最大限度的缓解自己的疼痛。

278. 癌痛患者在接受其他抗肿瘤治疗的同时可以使用镇痛药吗？

许多癌症患者在进行化疗、放疗、手术治疗或其他抗肿瘤治疗的过程中出现疼痛，这些患者通常会担心镇痛药会影响抗肿瘤治疗的效果而尽量忍受疼痛。目前的研究显示镇痛药对其他抗肿瘤药没有不良影响，良好的镇痛有助于患者顺利完成其他抗肿瘤治疗。

279. 一旦使用阿片类药就需要终身用药吗？

一些服用了阿片类镇痛药的癌痛患者接受化疗、放疗、手术治疗或其他抗肿瘤治疗后，肿瘤得到了控制，疼痛明显减轻，这些患者想知道镇痛药是否可以停止服用。答案是只要疼痛得到满意控制，可以随时安全停用阿片类镇痛药。吗啡日用药剂量在30～60mg时，突然停药一般不会发生不良反应。长期大剂量用药者，突然停药可能出现戒断综合征。所以长期大剂量用药的患者应在医生指导下逐渐减量停药。

280. 长期服用阿片类药物的患者有最大剂量的限制吗?

阿片类药物是目前发现镇痛作用最强的药物,并且没有"天花板"效应,镇痛作用随剂量的增加而增强。因此,并不存在所谓最大或最佳剂量。对个体患者而言,最佳剂量是产生最有效的镇痛作用和可耐受的毒副反应的剂量。所以,只要止痛治疗需要,都可以增大阿片类镇痛药的用量,以达到理想缓解疼痛的效果。

281. 哌替啶(杜冷丁)是最安全有效的镇痛药吗?

经常有一些患者会对医生说:"我疼得很厉害,吃药没用,我要打杜冷丁。"这种观点是错误的,目前,世界卫生组织已不再推荐使用哌替啶(即杜冷丁)作为癌痛患者的镇痛药物。哌替啶的镇痛作用强度仅为吗啡的1/10,在体内的代谢产物具有潜在**神经毒性**及**肾毒性**。此外,因哌替啶口服吸收利用率差,多采用肌内注射给药,肌内注射使患者注射局部产生硬结和新的疼痛感,不宜用于慢性癌痛的治疗。

282. 因特殊原因导致的癌痛怎么办?

有些晚期癌患者会因肿瘤进一步恶化而出现脑转移、骨转移、硬膜外脊髓压迫症、肠梗阻、感染性疼痛等,这些患者在镇痛治疗的同时还应针对原发病病因或对症治疗。

283. 癌痛患者如果合并有神经病理性疼痛怎么办？

神经病理性疼痛是由于神经系统损伤或受到肿瘤压迫或浸润所致的一种难治性疼痛。患者在服用阿片类镇痛药的同时，应根据疼痛的不同表现联合应用其他辅助药物。表现为烧灼样疼痛的患者应加服三环类抗抑郁药，如阿米替林、多虑平等。表现为电击样疼痛的患者应加服抗惊厥药，如加巴喷丁、卡马西平等。

284. 口服阿片类控释片控制疼痛趋于稳定，但有时会出现突发性疼痛怎么办？

突发性疼痛也叫暴发痛，是指在持续、恰当控制慢性疼痛已经相对稳定基础上突发的剧痛。突发性癌痛常常被患者报告为无规律性、散在发生、急性发作、持续时间短、瞬间疼痛加剧、强度为中到重度，可以超出患者已控制的慢性癌痛水平。暴发痛可以是与原发性疼痛一致或感觉完全不同的阵发性疼痛。暴发性癌痛可以由不同诱发因素（与肿瘤、治疗相关，伴随的其他疾病）而发作，病理生理机制（伤害性疼痛、神经源性疼痛、复合性疼痛）也可能不同。暴发痛可以干扰患者的情绪、日常生活（睡眠、社会活动、生活享受等），对疼痛的总体治疗产生负面影响。所以，及时治疗暴发性癌痛非常有必要。患者要告诉医生存在暴发性疼痛，而不要因为暴发痛的持续时间短而忍受疼痛。目前，治疗暴发性癌痛的主要方法是在医生的指导下，使用合适补救剂量即控释或速释型阿片类药物，并根据暴发痛的原因合理应用辅助药物等。

285. 治疗癌痛除口服镇痛药外，还有哪些方法？

癌痛的原因多样，性质复杂，所以癌痛的综合治疗也显的很重要。目前，癌痛治疗中应用的方法很多，除口服镇痛药治疗外，还有放射治疗、化学治疗、放射性核素治疗、神经阻滞、脊髓刺激、射频消融、中医中药辅助治疗及心理治疗等方法。

286. 对癌痛患者为什么要重视心理治疗？

癌痛的顽固和持续存在，使之比其他任何症状更易引起患者的心理和精神障碍，抑郁、焦虑等不良情绪能明显地加重疼痛的感知和体验，所以在控制癌痛的同时引入心理和精神治疗越来越受到人们的关注。心理治疗是通过宣传教育，医生、患者、家属间的交流，让患者获得有关知识，采用转移注意力、放松训练、精神治疗等方法引导患者正确看待身体的感觉和现实，纠正错误认识，改善或重建对现实问题的看法和认识，改变身体对疼痛的反应，增强患者的治疗信心，对有效地控制癌痛起到很好地辅助作用。

（十一）营养

287. 什么是膳食？

所谓膳食就是指日常食用的饭菜。根据不同疾病的病理和生理需要，可以将各类食物改变烹调方法或改变质地配制膳食，其营养素含量一般不变。医学上膳食的种类包括：常规膳食、特殊治疗膳食、诊断用的试验膳食和代谢膳食。

288. 常规膳食有哪些？

常规膳食包括普食、软食、半流食、流食等。

289. 普食如何配制？

普食与常人平时所用膳食基本相同，每日三餐。主要适用于饮食不受限制、体温正常或接近正常、消化功能无障碍及恢复期患者。膳食原则应注意能量和营养素含量必须达到每日膳食供给量的标准。能量每日在 2000～2200kcal，蛋白质供给为优质蛋白为 40%以上，普食食物品种应多样化。食物分配比例也应合理，通常早餐为 25%～30%，中餐为 30%～40%，晚餐为30%～40%。

290. 软食如何配制?

软食具有质软、易嚼、比普食更易消化的特点。每日供应 3 餐或 5 餐(3 餐外加 2 餐点心)。主要适用于消化吸收能力稍弱的患者,低热患者,老年人及幼儿,肛门、结直肠术后患者。能量供给在 1800~2000 千卡。食物中植物纤维和动物肌纤维须切碎煮烂。因食物中可能丧失维生素和矿物质,应额外补充菜汁、果汁饮料。

291. 半流质饮食如何配制?

半流质饮食较稀软、呈半流质状态,易于嚼和消化。介于软食和流质饮食之间。主要适用于发热患者、口腔、耳鼻咽喉和颈部手术后患者。全天能量供给为 1500~1800 千卡。应少食多餐,每餐间隔 2~3 小时,每天 5~6 餐。主食定量每日不超过 300 克。

292. 流质饮食如何配制?

流食又分为流质饮食、浓流质饮食、清流质饮食、冷流质饮食和不胀气流质饮食。流质饮食极易消化、含渣很少、呈流体状态饮食。所供给能量、蛋白质及其他营养素均较缺乏,不宜长期使用。适用于高热、病情危重、术后宜进流食患者。食管肿瘤、胃肠肿瘤手术后宜进流质饮食,口腔、面部和颈部手术后因吞咽困难宜进浓流质饮食,需鼻饲。腹部手术和盆腔手术后宜进不胀气流质饮食(忌甜流质饮食)。喉部手术后宜进冷流质饮食,防止伤口出血和对咽喉部刺激。流质饮食每日供给能量 800 千卡,只能短期 1~2 天使用。少量多餐 6~7 餐。不含刺激食物及调味品。

293. 什么是膳食宝塔?

中国营养学会膳食宝塔示意图

膳食宝塔是中国营养学会推荐的食谱。塔底由五谷杂粮组成,塔的中部是蔬菜和水果,塔上部是肉类、家禽、水产品、蛋类、豆类和奶制品,塔尖是高脂食物。

推荐每天标准为:油 25~30 克、盐 6 克;奶类及奶类制品 300 克;大豆类及坚果 30~50 克;畜禽肉类 50~75 克、鱼虾类 50~100 克、蛋类 25~50 克;蔬菜类 300~500 克、水果 200~400 克;谷类薯类及杂豆 250~400 克;水 1200 毫升。

294. 如何平衡膳食？

饮食平衡是维持人体健康的最基本物质条件之一。包括：①充足的热能：用以维持正常的生理功能及活动。②足够的蛋白质：用以维持生长发育、组织修补更新及维持正常的生理功能。③适量的脂肪：以提供不饱和脂肪酸特别是必需脂肪酸，同时可促进脂溶性维生素吸收。④充足的无机盐、维生素：以满足生长发育和调节生理功能的需要。⑤适量的膳食纤维：以助于肠道蠕动和正常排泄，减少肠内有害物质的存留。⑥充足的水分：以维持体内各种生理过程的正常进行。

295. 哪些食物具有抗癌作用？

以下食物具有抗癌作用：①谷类及杂粮：玉米、燕麦、米、小麦、黄豆等。②蔬菜类：大蒜、洋葱、韭菜、芦笋、青葱、西兰花、甘蓝菜、芥菜、萝卜、番茄、马铃薯、辣椒、甜菜、胡萝卜、芹菜、荷兰芹等。③水果类：柳橙、橘子、苹果、猕猴桃等。④坚果：核桃、松子、开心果、芝麻等。

296. 哪些食物中可能含有致癌因素？

目前了解的大约有50%癌症患者患病与饮食和营养因素有关，这些因素包括食品本身成分、污染物、添加剂以及食品烹饪加工不当所产生的致癌因素。与这些因素有关的食品：

（1）腌制的食品：比如腌肉、咸鱼、咸菜等，这些食物中含有较多的二甲基亚硝酸盐，在人体内可以转化为二甲基硝酸胺，这是一种致癌物质，可以引起食管癌、大肠癌等多种恶性肿瘤。

（2）烧烤食品：比如人们很喜欢的烤羊肉串、烤牛排等。这些食物中由于被烧烤时沾染了大量的碳燃烧物，而且这些食物中很多烧焦的成分，都含有较多的致癌物质。

（3）熏制食物：比如熏肉、熏鱼等，这些食物的制作过程类似烧烤过程，熏制使用的烟雾会将大量致癌物质附着于食物上。

（4）油炸食品：油炸食物时可产生致癌物；油炸食物时使用的油，如果多次高温使用也会产生致癌物质。

（5）霉变的食物：因为这些食物中含有一种叫做黄曲霉菌的毒素，也是较强的致癌物质。

（6）重复烧开的水：有些家庭把做馒头的蒸锅水又拿来煮粥，还有些家庭把头天没有喝完的暖水瓶的水再次加热饮用。这些做法都不科学，因为反复烧开的水也会产生致癌物质。

297. 营养支持有什么作用？

营养支持是综合治疗不可缺少的重要组成部分，是根据疾病的病理生理特点，给患者制订各种营养支持方式，以达到辅助治疗和辅助诊断的目的。营养支持分为饮食营养和肠内、肠外营养。

298. 肠内营养和肠外营养有什么不同，哪种方法营养好？

肠内营养系采用经口、鼻饲等方式经过胃肠消化吸收而获得人体需要营养物质的方法。肠外营养也称静脉营养，指经静脉将营养素输入人体内。能输入人体内的营养素有葡萄糖、氨基酸、蛋白质水解物、矿物质、微量元素、维生素和脂类等。

只要患者能进食，应尽量采用肠内营养方式给予营养。肠内营养方法完全符合机体生理消化过程。肠外营养尽管补充了营养以满足机体生理需求，但长期使用肠外营养会造成**肠屏障功能**低下，导致感染等并发症发生。

299. 什么是营养素？有何功能？

营养素是机体正常生长发育、新陈代谢和日常活动所需要的物质。包括蛋白质、脂类、碳水化合物、维生素、矿物质、膳食纤维和水等。

营养素的功能是满足人体日常活动需要的能量，构成人体组织和器官，维持正常生长发育、新陈代谢和各种生命活动。

300. 什么是膳食纤维，有何作用？

膳食纤维是指来源于植物的不被小肠中消化酶水解而直接进入大肠的多糖和极少量木质素类物质。又分为可溶性的膳食纤维（果胶、树胶和植物多糖等）和不可溶性膳食纤维（纤维素、木质素和半纤维素等）。膳食纤维来源于谷类纤维、燕麦纤维、番茄纤维、苹果纤维、魔芋葡聚糖纤维、抗性淀粉等。

可溶性膳食纤维有减缓葡萄糖在小肠吸收、降低血清胆固醇、延缓胃排空等生理功能。

不可溶性膳食纤维有增加粪便的重量、刺激肠蠕动、减少粪便平均通过时间的生理功能。

301. 摄入营养素的高低与肿瘤的发生有关吗？

摄入营养素高或低都与肿瘤的发生有关，所以需要均衡的膳食。目前了解营养素的高或低与一些肿瘤的发病有关：

（1）高能量饮食可致肠癌、乳腺癌、肝癌、胆囊癌、胰腺癌、结肠癌、肾癌和子宫癌发生率增高。

（2）高蛋白饮食可使淋巴瘤发生增多，低蛋白饮食使肝癌、食管癌发病率增高，而乳腺癌发生率降低。

（3）高脂肪饮食可致乳腺癌、肠癌、前列腺癌发生率增高，低脂肪饮食使宫颈癌、子宫癌、食管癌和胃癌发生率增高。

（4）食用过少食物纤维可致结肠癌和大肠癌发生率增高，食用过多食物纤维可致胃癌和食管癌发生率增高。

（5）维生素 A 缺乏可使口腔黏膜肿瘤、皮肤乳头状瘤、颌下腺癌发生机率增加。

（6）维生素 B_1 和维生素 B_2 缺乏可致肝癌发生率升高。

（7）维生素 B_{12} 缺乏可致胃癌和白血病发生增加。

（8）维生素 C 高摄入可降低胃癌、口咽部肿瘤、食管癌、肺癌、胰腺癌和宫颈癌的发生。

（9）维生素 E 缺乏会导致肺癌、乳腺癌和子宫颈癌发生增加。

（10）碘缺乏可致甲状腺和甲状旁腺癌发生增加。

（11）硒摄入不足可致乳腺癌、卵巢癌、结肠癌、直肠癌、前列腺癌、白血病、胃肠肿瘤和泌尿系统肿瘤发生机率增高。

（12）高钙、高维生素 D 可使结直肠癌发生率降低。

（13）铁缺乏可致胃肠道肿瘤发生率增加。

（14）锌摄入缺乏可使肺癌、食管癌、胃癌、肝癌、膀胱癌和白血病发生机率增加。

302. 补品有抗肿瘤作用吗？

肿瘤患者及家属都希望通过补品增加抗肿瘤作用，以下一些补品与抗肿瘤作用有关：

（1）冬虫夏草的主要成分是蛋白质，含有丰富的游离氨基酸、多糖、微量元素、维生素 B_{12}、冬虫夏草素等。虫草具有良好的免疫调节功能，对骨髓造血功能及血小板的生成有促进作用，这对减轻放化疗的毒副反应是有好处的。

（2）香菇中提取的香菇多糖可提高免疫功能，促进白细胞介素-2 和肿瘤坏死因子的生成，提高体内超氧化物歧化酶活性，这些作用对保肝降脂、延缓衰老有益。香菇中含有一种"β-葡萄糖苷酶"，这种物质可促进机体的抗癌作用。因此，有人把香菇说成防癌食品。

（3）灵芝中含有丰富的有机锗，对预防肿瘤有作用，也是良好的免疫增强剂。放化疗的肿瘤患者服用灵芝，可以增强骨髓细胞蛋白质及核酸的合成，保护骨髓功能，减少化疗药物及射线对骨髓的损害，从而提高细胞免疫功能及外周血中白细胞的数量。

（4）人参中含有人参皂苷、人参多糖及多种氨基酸、多肽等，可明显提高细胞免疫功能，调节机体免疫失衡状态。肿瘤患者食用人参有三大益处：一是人参皂苷、人参多糖、人参烯醇类及人参挥发油有抑瘤作用；二是人参三醇及人参二醇对 X 线照射引起的损伤及**骨髓抑制**有一定的缓解作用；三是人参对增强体质及中晚期肿瘤患者有扶正支持作用，对维护和提高其生活质量是有益的。

（5）枸杞子提取物可促进细胞免疫功能，增强淋巴细胞增殖及肿瘤坏死因子的生成，对白细胞介素-2 也有双向调节作用。

（6）银耳具有提高机体免疫功能的效果，肿瘤患者外周血 T 淋巴细胞减少、活性降低，多吃银耳会提高免疫细胞的功能。

（7）海参提取物刺参酸性黏多糖注射入小鼠腹腔，对小鼠接种的肉瘤、黑色素瘤、乳腺癌等瘤株有抑制作用。对放射性损伤的小鼠骨髓有保护作用，促进造血功能，表现为骨髓有核细胞增多、脾脏重量上升。

（8）鳖甲可以提高细胞免疫功能，抑制肿瘤。

303. 哪些蔬菜、水果具有抗癌防癌作用？

（1）大蒜素：可抑制致癌物质亚硝胺在胃内的合成、还发现大蒜含有丰富的硒和锗，是预防肿瘤的重要成分。

（2）西红柿中含有番茄红素，它是一种抗氧化剂，可抑制某些致癌物的氧化自由基，防止癌的发生。西红柿还含有谷胱甘肽，具有推迟细胞衰老、降低恶性肿瘤发病机率的作用。

（3）木瓜蛋白酶有多种功能，将其注射到肿瘤组织中有一定抑瘤作用。木瓜中所含的木瓜素可以调理脾胃，促进消化，对脾湿碍胃引起的消化不良及放化疗引起的消化道症状有一定治疗作用。

（4）包心菜：含有较多的维生素 E，可以提高免疫功能，增强抗病能力。此外，其还含有多种分解亚硝胺的酶，可抑制致癌物亚硝胺的致突变作用。包心菜中含有微量元素钼，在机体清除致癌物的作用中钼元素是重要元素之一。包心菜属于十字花科植物，可以诱导芳烃羟化酶的活性，从而分解致癌物多环芳烃，可以降低胃癌、大肠癌的发生。此外，其还含有多种氨基酸以及胡萝卜素、维生素 C，对提高细胞免疫功能有作用，对肿瘤患者、年老体弱者及多数慢性病患者都很有好处，是欧美餐桌上的

"主菜"之一。

（5）山楂中提取的黄酮类化合物具有较强抗肿瘤作用，多酚类化合物有阻断致癌物黄曲霉毒素的致癌作用，从而防止实验性肝癌的形成。山楂有一定的补益作用，还可增强 T 淋巴细胞的免疫功能，延长**荷瘤小鼠**的生存时间。

（6）大枣：含有丰富的环磷酸腺苷，有抑癌作用。也含有丰富维生素可提高机体免疫力。

（7）甘蓝中含有吲哚、萝卜硫素、异硫氰酸盐等。萝卜硫素抗癌效力最强，异硫氰酸盐是一种具有阻断和抑制两种作用的物质。而且它们还可诱导解毒酶，并可抑制细胞向癌变发展。吲哚及其衍生物可对癌形成有抑制作用。

（8）红薯含有丰富的 β-胡萝卜素，是一种有效的抗氧化剂，有助于清除体内的自由基，具有抗癌效应。另外，红薯是高纤维素蔬菜，对防治大肠癌有显著功效。红薯还是理想的减肥食品，它含热量非常低，只是一般米饭的 1/3，因含有丰富的纤维素和果胶可以阻止糖转化为脂肪的特殊功能。

（9）南瓜中含有一种可分解致癌物亚硝胺的发酵素，可以消除亚硝胺致癌作用，减少消化系统癌症发生。

（10）无花果中活性成分能抑制癌细胞的蛋白质合成，使癌细胞失去营养而死亡。具有抗癌、防癌、增强人体免疫功能的作用。

（11）酸梅：可增强白细胞的吞噬能力，提高机体免疫功能，有一定的抗肿瘤作用。

（12）苹果：有很强的抗氧化能力，防止自由基对细胞的损伤，具有防癌作用。

（13）茄子：是癌症的"克星"。它有防止癌细胞形成作用。茄子中提取的龙葵素可治疗胃癌、唇癌、子宫颈癌等。

（14）芦笋：含有特别丰富的组织蛋白，可以防止癌细胞扩散和抑制癌细胞生长。

（15）芹菜：含有丰富的抗氧化剂，且颜色越深抗癌效果越强。芹菜还有降血压作用。芹菜含有大量纤维素，可预防大肠癌。

（16）菠菜：含有β-胡萝卜素和叶绿素，他们多具有抗氧化作用，可预防癌症发生。

304. 肝癌患者营养不良常见症状有哪些？如何解决？

肝癌患者最常见症状是厌食，还有味觉迟钝、口干、腹胀、腹泻和肿瘤恶病质状态等。

厌食可通过心理调整和改进食物加工方法来减轻。

味觉迟钝时可少量多餐，多食水果蔬菜，增加食物色泽和香味。

出现腹胀，可少食多餐，餐后多活动，避免食用产气食物。

腹泻最常见的原因是肝功能不良、靶向治疗反应或腹部放疗等。应调整饮食，少食刺激性食物，积极保肝治疗，适当给予止泻药物。

恶病质是肿瘤晚期表现，应改善患者营养方式，提高其生活质量。

四、康复与预后篇

305. 肝癌患者治疗后是否应该定期到医院进行检查？

在肝癌治疗之后定期到医院检查是非常重要的，这样医生可及时发现问题。即使是早期的肝癌患者，在得到充分的治疗后，因为存在肝硬化等致癌因素，仍有可能出现再发，如果能早期发现、及时治疗仍可以治愈。一般是肝癌患者手术后每 3 个月**随访**一次连续 2 年，第 3 年后每 6 个月**随访** 1 次，5 年以后每年**随访** 1 次。

306. 肝癌患者复查时需要做哪些检查？

肝癌患者复查内容包括：①病史询问。②体格检查。③血常规和**血生化检查**：肝、肾功能以及术前检查异常的血生化指标，特别是肝癌的肿瘤标志物——甲胎蛋白，对于预测肝癌复发或再发非常重要。④胸部 X 线片（正、侧位片）：胸部 X 线片检查发现异常的患者，建议行胸部 CT 扫描检查。⑤腹部超声波检查：腹部超声波检查发现异常的患者，需进一步行腹部 CT 或 MRI 检查。

307. 如何解读手术后甲胎蛋白的变化？

甲胎蛋白（AFP）是诊断原发性肝癌的特异性肿瘤标志物，具有确立诊断、早期诊断、鉴别诊断的作用。AFP 还可以作为肝癌术后的一个复查指标。正常情况下，在肝癌术后 3.5~5 天血清甲胎蛋白明显下降。化疗有效时血清甲胎蛋白也会下降，如下降后又复上升，可能提示肝癌复发或再发，应进一步检查明确诊断。

308. 肿瘤患者复查时检测肿瘤标志物正常，是否需要继续进行影像学检查？

肿瘤标志物是监测恶性肿瘤是否复发的重要指标。在病情监测过程中，肿瘤标志物的异常升高，应警惕肿瘤复发或进展。如果复查过程中发现肿瘤标志物正常，是否提示病情控制稳定，不需要继续进行影像学等检查呢？

事实上，即使复查中发现肿瘤标志物正常，患者仍需遵医嘱做进一步检查，主要有以下两方面的理由：

（1）肿瘤标志物是恶性肿瘤发生过程中肿瘤细胞分泌或肿瘤细胞破坏而释放入血的抗原成分，当肿瘤较小或肿瘤细胞释放的抗原量较少时，释放入血的抗原成分非常有限，且被全身的血液大幅度稀释，可能无法被现有的技术检测到，造成检测结果的**假阴性**。

（2）肿瘤细胞本身存在异质性，即使相同病理类型、相同临床分期的患者，其血清肿瘤标志物的浓度也存在很大差异。因此，并不是所有的肿瘤复发时均会伴有肿瘤标志物的升高。

综上所述，单靠肿瘤标志物的检验结果是无法判断病情的，患者需遵医嘱做进一步检查。

309. 复查发现肿瘤标志物增高，应该怎么办？

治疗过程中医生往往会定期检测患者的血清肿瘤标志物，作为判断病情的参考依据。如果复查中发现肿瘤标志物较上次检测明显升高，首先要警惕肿瘤复发或进展，建议患者及时进行影像学等检查。此外，血清肿瘤标志物的测定受到许多因素的影响，不排除单次检测存在某些干扰因素导致**假阳性**的可能，若经过全面影像学检查未发现肿瘤复发转移现象，也不必过分担心，可在医生指导下监测肿瘤标志物的变化。

310. 肝癌患者手术后出现哪些情况需要尽早复查？

肝癌患者治疗后应按照常规要求定期复查，但患者在此期间出现下述情况应尽早复查：①出现发热，不明原因的消瘦、乏力，腹泻、腹胀、皮肤黄染等不适症状时。②在家口服药物治疗期间出现不良反应时。③前次检查有未能明确的病灶时。

311. 肝癌患者在家期间出现发热应该怎么办？

肝癌患者治疗后在家期间出现发热不必惊慌，首先要明确发热的原因，如患者为介入治疗后一般情况下发烧与肿瘤治疗后坏死有关。如伴咳嗽、咳痰、腹泻等症状应考虑呼吸、消化道继发感染的原因，给予对症治疗。体温如果不超过38.5℃，且患者能耐受，嘱其多饮水即可，不需要做特殊处理。出汗较多时应及时更换衣裤和床单，同时保持皮肤干燥、舒适，反复发热不退或体温超过 39.0℃，应就近医院就诊行常规检查，明确发热原因。同时可给予物理降温、输液或药物降温。对于继发性感染引起的发热者应及时应用抗生素治疗。

312. 肝癌患者手术后回家休养期间怎么吃比较好？

肝脏作为重要的消化器官在整个机体中发挥着不可替代的作用。肝切除作为治疗肝肿瘤最彻底、最有效的方法，往往需要去除部分肝脏组织，这样势必会影响到肝脏的生理机能。一般肝切除术后患者需禁食 2~3 天，之后逐渐过渡到流食。那么患者出院后的饮食需要注意哪些内容呢？

（1）少食多餐：患者在肝癌切除术后饮食应该坚持少食多餐的原则。分泌胆汁是肝脏的一项重要生理功能，胆汁能够促进食物的消化，将葡萄糖和脂肪转化为日常需要的能量。患者在肝切除术后，短期内肝脏体积较前明显减小，往往难以产生足够的胆汁，所以肝脏术后的患者在短期内可少量多餐，一天 4 餐或一天 6 餐，这样将利于食物的消化。

（2）营养均衡：均衡的营养对于肝切除术后的患者十分重要。因为大米、面粉中的营养价值往往不高，糖类营养的摄入最好选择水果和蔬菜。而蛋白则应以精益蛋白为主，比如鱼肉、鸡肉、鸡蛋、豆类、坚果类等。另外，因为术后肝脏难以产生足够的胆汁帮助脂肪的消化，患者最好避免食用油炸或脂肪含量过高的食物。

313. 合并肝炎的肝癌患者术后何时开始治疗肝炎比较合适？

因乙肝病毒与术后肝功能损伤以及术后肝癌复发有密切的关系，因此，合并肝炎的肝癌患者尤其是活动性肝炎患者，如乙肝大三阳、小三阳者，治疗肝炎越早开始越好，一般在术后24小时后只要可喝水即可开始口服抗肝炎病毒药物治疗。

五、心理调节篇

314. 怎样正确面对得了恶性肿瘤的事实？

在我国，肿瘤发病率越来越高，已逐渐超过心脑血管疾病的发病率，所以，得了肿瘤并不奇怪。与此同时，随着科学技术的不断发展和人们对肿瘤知识的不断普及，肿瘤的控制率得到了很大的提高。虽然肿瘤对人的身体危害极大，但只要及时进行科学合理的治疗，很多患者都可以达到长期生存或治愈的目的。美国国家癌症研究所的统计显示，目前恶性肿瘤的总体 5 年控制率已达 60%，尽管有些肿瘤的控制率仍很低，但相当多的肿瘤治疗效果都有了很大提高，这是医学发展对人类的巨大贡献。一旦确诊恶性肿瘤后，患者和家属一定要镇静，千万不要惊慌失措，全家人安静地坐下来商讨一下，共同寻找正确的解决方案。如：选择就医的医院、家属如何协助、手头事情的安排、治疗时间的保障、付费方式的选择等。紧张、焦虑、绝望、胡思乱想、盲目乱投医只会耽误合理有效的治疗时机，加重患者的病情。罹患恶性肿瘤后，首次就医最好选择市级肿瘤专科医院和三甲综合医院的肿瘤科，在短时间内获得科学、合理的治疗方案及预期疗效。

315. 肝癌患者怎么正确面对自己的病情？

癌症对于患者是一件强烈的负性生活事件，患者面对癌症对生命及躯体功能完整性丧失的威胁，都会产生情绪和行为上较为激烈的反应，"谈癌色变"就是一真实写照。该如何让患者正确面对病情并配合治疗呢？首先稳定患者情绪，医护人员应该使患者明白肝癌是一种长期慢性肝脏背景疾病积累发展的结果，属于慢性疾病。其次，患者要主动了解有关肝癌诊断治疗的基本常识，做到心中有数，积极配合治疗。另外，肝癌在我国是一种常见疾病，随着现代诊疗技术的进步，医护人员正在努力有效地治疗这种顽疾。同时，患者要明白只有选择正确的治疗方式才能获得良好的治疗效果，信任医护人员并能够做到跟随医护人员的安排配合治疗。

316. 是否应该告诉恶性肿瘤患者病情？知道病情后患者情绪通常有哪些变化？

大多数患者得知病情后一般会经历否认期—绝望期—接受期等情绪变化的过程。当得知病情后首先进入否认期，表现为震惊、麻木、否认，对危机表现为一定的情感距离，而不是深陷痛苦之中。但数天之后进入绝望期，表现为明显的痛苦、焦虑、忧郁甚至愤怒。但随着时间的推移患者会逐渐进入接受期，表现出对疾病的适应性，特别是随着治疗的开始，在其他人的帮助下很快能与医护人员很好配合治疗，焦虑、抑郁程度明显减轻。不知道自己病情的患者在忍受疾病的打击和接受治疗感到痛苦时，如果得不到正确的引导和帮助，随着病情的进展，很难走出绝望期，会表现出明显的消极应对行为，焦虑、抑郁程度不断加重，对未来充满迷惑与绝望，甚至可能采取一些悲观绝望的应对方式。

所以，尽管患者知情后会有一些负面心理活动，但在正确引导下会很快度过这段心理活动期，转而积极应对疾病。通过告诉患者癌症是可以治疗的，帮助其正确认识疾病，了解当前的医疗水平和发展趋势，积极开导患者，提供患者之间交流机会等，这些都可消除患者的不确定感，从而促进适应性反应，可使其焦虑、抑郁的程度明显减轻。而对患者隐瞒病情则不利于患者的治疗。

317. 肝癌患者如何保持积极、乐观的心态？

即使内心很坚强的人，在面对突如其来的疾病时都不可避免的会出现心理上的波动，无论是在确诊疾病时的怀疑与恐惧，还是在治疗和康复中的困惑与无助，这些都是正常的心理过程。但不良情绪的郁结不散，会严重影响身体的康复。因此，我们需要有意识地进行自我心理调节来改善内心的痛苦。适当地进行自我宣泄，患者可以向家人、朋友、医护人员诉说，大家都会理解，共同帮助分担。而不应该将不良情绪埋在心底，个人忍受。患者要坚定战胜疾病的信念，并且不断暗示自己与其他人一样，是个"健康人"进行自我鼓励；通过深呼吸、冥想、听舒缓音乐等方式来放松心情，感受宁静与平和；在身体状况允许的情况下，选择自己喜欢的文体娱乐活动，如太极、瑜伽、跳舞、读书、旅游等，适度的锻炼是缓解心情的好方法，往往会收到意想不到的效果。以"过好每一天"的态度来应对疾病，努力让自己活在当下，既不后悔昨日，也不预测明天，坚强、愉悦的过好每一天。积极、乐观、向上的心态，将是战胜病魔最有力的武器！肿瘤恶性程度很高的患者最后治愈的例子不计其数。

318. 肝癌患者如何能尽快回归家庭、回归社会？

在经过一段时间的治疗后，疾病或是治愈、或是进入到一个稳定的状态，患者就会面临下一个问题，即如何将"患者"这个角色顺利转变回"爱人"、"父/母"、"子/女"、"同事"等角色。患者可能会闷在家里怕见人，也怕跟人聊有关疾病的话题，别人太关心会觉得是可怜，不关心又会认为别人冷漠。而这种固守自封的状态会让患者越发孤独，甚至还会增加恐惧感，这对康复是大大不利的。患者应该试着去敞开心扉，首先从与伴侣、亲人、朋友倾谈开始，对亲朋好友说出心中的希望与恐惧，这种沟通能够获得理解与支持，回归到家庭爱的怀抱中。接下来，患者应该主动走进社会，可以参加一些团体活动，如病友俱乐部、兴趣爱好俱乐部等，抗癌明星的榜样作用、与病友间的沟通与交流、丰富的文体活动等，这些社会支持都会减少孤独与恐惧感。再加上善于进行自我心理调节，患者就可以逐步回归到正常的生活中去，并且拥有积极、向上、乐观的生活态度。

319. 如何能以平常心面对复查？

有的患者出院后不愿到医院接受复查，大有"我与癌症一刀两断"的感觉，而这其实是一种逃避心理，害怕疾病的复发与转移，不愿、不想、也不敢去面对，只是一味地躲避。但是不到医院复查，一旦身体出现问题就会错过最佳的治疗时期，失去挽救生命的机会，那将追悔莫及。因此，应勇于面对疾病，认识到复查也是今后身体康复必须经过的一个阶段，既然治疗已经有了好的效果，就要善始善终，将复查进行到底。

而复查前后的心理波动，又是很多患者面临的另一大难题。有的患者每当要去医院复查前都会万分紧张与焦虑，害怕真的复发了，那种恐惧与不安再次萦绕心头、挥之不去，直至复查结果显示一切正常。那么，除了进行自我心理调节外，患者还可以尝试来放空自己，什么都不想，只是尽自己最大的努力做好当前的事，这样可以在复查前后获得一些内心的平静。如果这些方法都不能缓解患者的紧张、焦虑、甚至是失眠等症状时，应当到正规的心理门诊就诊。

320. 肿瘤复发了怎么办？

恶性肿瘤（癌症）是一种慢性疾病，复发的原因有很多。在发现肿瘤复发、转移时，悲观、失望等负面的情绪，反而会对疾病的**预后**十分不利，吃不好、睡不着，精神状态不好，身体状况差，抵抗力下降，都会导致恶性循环。复发、转移不等于死亡，采取积极的态度，把有限的精力集中在积极解决现有的问题上，继续与肿瘤作斗争，往往会得到想不到的效果。

（1）建立良好的医患关系，相互信任、相互尊重可以增强医患共同抗癌的信心。信任医生可以为患者制订最佳的治疗方案，随着新药、新的治疗方法的出现，仍然有部分复发转移的患者是可以治愈的，积极配合医生的治疗，战胜癌症更需要坚持不懈的毅力。

（2）家人、朋友对患者生活、情感上的帮助、支持很重要。生活上，可以帮患者护理、做家务等，提供无微不至的照顾。在门诊看病时，家属可以帮助排队挂号、预约检查。住院期间，负责患者的衣食住行，办理住院、出院手续，与医务人员沟通，协助患者做一些决定。比如对一些检查、治疗方案难以做选择时，家属、朋友是最好的参谋。情感上，家属、朋友可以帮患者分忧解愁，为患者打气，给其鼓励，树立信心，与患者共渡难关。患者内心的担忧、疑虑可以向家人、朋友诉说。

（3）如果患者心情持续不好，心理压力大，要及时向心理医生寻求帮助。很多人都认为看心理医生就是得了精神病，顾虑重重，其实，心理医生可以为患者打开心结，消除或减轻负性情绪，释放心理压力，有助于提高治疗效果。

（4）转移注意力，做力所能及的事。知道复发或是转移后，患者之前建立的信心，可能会被摧垮。这个时候，要尽快调整，重新建立目标，重新燃起斗志。切忌独自在家冥思苦想的琢磨，有些患者选择出去旅游、在家里做家务、把自己的抗癌心路记录下来等。

（5）养成良好的生活习惯：适当锻炼、合理饮食、作息规律。保持良好的身心状态，为新的治疗做准备。

321. 如何应对失眠？

由于患肿瘤后的心理负担、经济压力、疾病的症状、睡眠习惯的改变、治疗的副作用，或者住院后环境改变等因素，常导致失眠。失眠发生后，又常常导致体力、精力消耗，心理痛苦加剧，降低生活质量，影响患者对放化疗的配合。目前对于失眠治疗存在着一些误解，患者、家属往往过度关注药物的副作用，夸大了睡眠药物的依赖性，从而对失眠关注不足。针对不同失眠情况，应采取不同的措施。

（1）做好睡觉前的工作：睡觉前的准备应因人而异，对于疼痛的患者给予镇痛剂，恶心、呕吐患者给予止吐药，对睡前有特殊嗜好的，如喝牛奶、饮料等，应给予满足，有条件者可以做身体按摩。

（2）住院患者很常见的失眠情况是睡倒了，就是白天输液时睡觉，晚上睡不着，这种情况下首先要建立健康的睡眠习惯。

（3）**一过性失眠**的患者，一旦导致失眠的原因消除，症状即可缓减或消失，这种情况下不需要用药物治疗；或者在医生的指导下服用小剂量快速排泄的安眠药一两天，可能可以了。

（4）短期失眠的患者可通过心理治疗解除紧张情绪，改进适应能力。避免白天小睡，不饮用含咖啡因的饮料，睡前散步或饮用适量的温牛奶等对改善睡眠都有帮助。也可以在医生的指导下短期服用安眠药物。

（5）慢性失眠的患者应咨询相关的专家，需要经过专门的神经、精神和心理等方面的评估、调整。

322. 患者怎么克服对死亡的恐惧？

其实，癌症不过是一种慢性病，只是程度较为重些罢了。带癌生存数年、数十年的人不在少数，恢复痊愈的也有。癌症的治愈，除了医生和药物外，更主要的是要靠自身的抵抗力、免疫力和自愈力。如果一听是癌症就忧心忡忡，恐惧死亡，反而会影响自身的免疫力，甚至加重病情。如果安然处之，放下心来，保持精神生命和自然生命良性互动，病情反而会减轻，恢复和治愈的可能会更大。首先自己要有希望，才会有希望。

退一万步说，人生自古谁无死？一位哲学家说的好：每个人都是"不按自己的意愿而生，又违背自己的意愿而死"。生命有始有终，有出生，就有死亡，生命的周期不可逾越，每个人都要走完自己的人生。生命的最后一程怎么走完，往往也是身不由己。不如我们顺其自然，放松下来。有一位患者，她得知自己患了癌症之后还活跃在大学的讲坛上。她战胜了自己，坦然面对，在课堂上向她的学生告别，发表了一篇"变暗淡为辉煌"的留世之作，人人敬仰。还有一位患者，几次病危，几次住进重病监护室。朋友们干脆就在这个时候把挽联和悼词先念给他听了。活着的时候就看见自己的"盖棺定论"，也是人生一件幸事。而且，生命达到了一种超然自逸的境界，这是生命的一种智慧。是的，生命的最后一程，既然人人不可避免，又为什么要恐惧呢？何不走的平和点儿？何不走的潇洒些？何不走的有尊严呢。

六、预防篇

323. 肝癌可以预防吗？

与其他恶性肿瘤不同，肝癌是一种发病原因比较明确的疾病，我国肝癌的最主要病因是慢性乙型肝炎。因此预防乙型肝炎可有效预防肝癌的发生。主要措施有：①适龄小儿要按照国家疾病预防控制中心的相关规定注射肝炎疫苗；②家族有肝炎病史的人群要定期体检、了解肝炎病毒感染的情况，如已经患有慢性活动性肝炎，应定期复查肝功能和腹部B超，并根据感染专科医生的医嘱进行抗病毒治疗；③如已合并肝硬化，要调整饮食，注意饮水卫生、忌食霉变食物。应用保护肝脏、抗纤维化的药物，如有诊断不明的肝脏结节，应及时到肿瘤专科医院就诊；④保持良好生活习惯，加强锻炼，戒烟戒酒。只要做好预防工作不患肝炎，患肝癌的机率就会明显降低。

324. 作为肝癌的主要病因——乙型肝炎有哪些传播途径？

（1）通过体液、血液制品传播：乙型肝炎病毒（HBV）可通过输血、血液制品、采血用具，使用污染病毒的注射器针头、针灸用针、血液透析而发生感染。关于经口感染问题，有人认为病毒入口后必须通过消化道黏膜破溃面，如口腔溃疡、胃和十二指肠溃疡等病灶进入血液才发生感染，但在消化道功能正常的情况下，经口感染乙型肝炎的机会较低。此外，各种体液在乙型肝炎传播中的作用应予重视，乙型肝炎病毒表面抗原（HBsAg）除存在于血清外，还可在唾液、尿液、汗液、胆汁、乳汁、羊水、月经、精液、阴道分泌物等中检得。其中唾液在传播中尤具重要意义，在急、慢性乙型肝炎患者或 HBsAg 携带者唾液中 25%～50%可检出 HBsAg。

（2）母婴传播：乙型肝炎的母婴传播主要系分娩时婴儿接触母血或羊水及产后密切接触引起，少数也可在子宫内直接感染。如果不采取干预措施，"大三阳"孕妇将乙肝病毒传染给宝宝的比例是 80%～90%；"小三阳"孕妇，其宝宝感染乙肝病毒的比例是 40%～50%。感染病毒的婴儿出生后，有 90%的机率会转变成慢性乙肝。而肝功能正常且没有相应临床症状的乙肝病毒携带者则无需担心，可以正常怀孕，但要加强监测和**随访**。乙肝孕妇如若采取干预措施，其宝宝感染乙肝病毒机率会下降到 5%～10%。目前最好的干预措施就是在怀孕前进行抗病毒治疗，新生儿出生后立即注射乙肝免疫球蛋白和乙肝疫苗，可使新生儿感染乙肝病毒的风险大大降低。

325. 肝炎患者生活中应注意什么？

在乙型肝炎标志物中，表面抗原阳性是传染性较强的标志，乙型肝炎很容易转为慢性，且与肝硬化、肝癌的发生密切相关。所以，这类乙型肝炎病毒感染人群要重视以下几点：①注意休息，避免劳累。疲劳会导致全身抵抗力下降，从而加速病毒体内复制。②要定期进行复查，警惕肝癌可能，如肝功能异常，乙型肝炎处于活动期，应及时进行抗病毒和保肝治疗。③多数肝炎患者肝脏都存在一定程度的肝细胞变性、坏死，病情越严重，变性坏死越严重，肝功能异常越明显。因此，患者在平时的生活中还应多吃新鲜蔬菜水果，少吃罐头、腊肉等增加肝脏负担的食物。因为肝病患者往往存在维生素不足、微量元素缺乏，这都会影响到肝细胞的修复再生和肝功能的恢复。蔬菜中不仅含有丰富的天然维生素，还含有大量的纤维素、木质素、果酸、无机盐等，这些物质是肝病康复过程中必不可少的营养成分。

326. 为什么要进行肝癌筛查？

肝癌是一个隐形杀手，多数肝癌患者在发病前身体非常健康，并且没有任何症状，但是在出现症状后仅10%患者能生存5年以上。因此，早期发现肝癌显得非常重要。尤其对于存在慢性乙肝感染患者，应定期进行甲胎蛋白水平检查和肝脏B超检查。对于尚未确诊为肝癌但检查结果异常的人群应定期进行复查。尤其对于存在肝硬化的人群或者当家庭成员患肝癌时，应加大定期检查的频率。

327. 乙肝疫苗能预防肝癌发生吗？

乙肝疫苗接种能有效的预防乙型肝炎的发生，最终预防肝癌。但是乙肝疫苗不能预防因慢性丙型肝炎感染所致的肝癌。同时，其他控制和预防乙型肝炎的手段也能预防肝癌的发生。

328. 哪些生活方式有助于预防癌症呢？

癌症可以通过改变不良的生活方式进行有效预防，即俗话说的"管住自己的嘴和迈开自己的腿"，具体包括戒烟、限酒、平衡膳食、适当锻炼、维持正常体重、预防感染、避免和减少**职业危险暴露**。保持健康的心态、健康的生活方式有助于对癌症的预防。

329. 为什么多数癌症容易在老年人中发生？

约 60% 癌症在 65 岁以后出现，约有 70% 的癌症患者死亡会发生在老年人群。目前认为存在以下几方面的原因导致癌症容易在老年人中发生：①在机体内癌变过程需要若干年才能完成；②部分细胞、组织在老化时才会对部分致癌物质更加敏感；③机体免疫系统清除恶化细胞组织的能力随着年龄的增加而减弱；④癌症的发生总伴随着 DNA 遗传物质的出错，老化细胞修复出错 DNA 遗传物质的能力随着年龄的增加而减弱。

330. 为什么常出现家庭多名成员患上癌症？

多个家庭成员出现癌症可能有几方面的原因：①可能仅仅是一个巧合；②可能是因为家庭成员生活在相似的环境或有相似的生活习惯，比如均喜欢抽烟和酗酒；③可能家庭成员遗传因素所致：需要注意的是，仅有 5% 以下的癌症患者因父方或母方缺陷基因遗传所致，而绝大多数癌症患者与遗传因素无关。缺陷基因仅会增加癌症的风险，其存在并不意味着一定会出现癌症。

331. 家里有人患癌，其他人一定会得癌吗？

患者家属在照顾患者的同时，往往也会想自己是否也会得癌呢？通过亲属的患病，常常提醒了家属和亲朋好友对健康和患癌风险的关注。

从时间上讲，癌症的发生是一个长期的过程，从原因上讲，癌症的发生是遗传因素与环境因素长期相互作用的结果，也就是先天因素和后天因素共同作用的结果。对于一般常见的癌症，如果直系亲属患癌，其后辈因为与患者有一定的共同的遗传背景，患癌的机率略有增加。但在癌症发病的过程中，后天因素起着更大的作用。因此，在亲属患癌后，家属并不一定会得癌。

癌症预防通用的原则包括戒烟限酒、均衡饮食、保持合适的体重、心情愉快。

332. 如果多名家庭成员出现癌症，应该需要注意什么？

当多名家庭成员出现癌症时，应注意他们出现癌症的年龄以及癌症类型。在自己出现疾病症状和不适就诊时应告知医生这些信息，这有助于医生判断是否需要进行特殊检查来确定是否存在癌症。同时，应该定期进行体检，确定身体是否存在异常。

333. 吸烟与癌症有什么关系呢？

吸烟和癌症的关系非常明确。吸烟能增加肺癌、肝癌、口腔癌、胃癌、鼻咽癌、膀胱癌、宫颈癌、乳腺癌、肾癌等多种癌症的发病风险，其中80%的肺癌由吸烟所致。我国男性吸烟率估计达64%，女性吸烟率达6%，而女性被动吸烟率高达48%。32.7%的男性癌症患者死亡是由吸烟所致，而5%的女性癌症患者死亡是由吸烟所致。因此，戒烟有助于降低自己和身边亲人发生癌症的风险。

334. 为什么有些人吸烟却并没有得癌症？

我们身边可能不难发现某些人一生吸烟却没有出现癌症，同时某些从未吸烟的人却患上了肿瘤。虽然研究已经确认吸烟会导致癌症，但这并不表明所有吸烟的人一定会患癌症，或者说所有不吸烟的人一定不会患癌症。吸烟只是会增加患癌症的风险。吸烟的人与不吸烟的人相比其出现癌症的可能性更高。这就像马路上超速行驶容易出现交通事故一样，并非超速行驶就必然会出现交通事故，也并非低速就一定不出现交通事故，这还取决于其他因素的作用。

335. 感染会导致癌症吗？

研究证实大约 1/5 的癌症是由感染引起。目前确定与癌症相关的感染因素包括人乳头瘤病毒、乙肝病毒、丙肝病毒、幽门螺杆菌、EB 病毒。其中人乳头瘤病毒与宫颈癌/口腔癌以及肛门生殖道癌症、乙肝病毒和丙肝病毒与肝癌、幽门螺杆菌与胃癌、EB病毒与鼻咽癌存在关系。31.7%死于癌症的男性患者与感染因素有关，25.3%死于癌症的女性患者与感染因素有关。

336. 如何通过控制饮食降低癌症发生风险?

通过平衡的健康饮食能有效降低癌症风险。平时应注意多摄入纤维、水果和蔬菜，同时减少红肉和肉制品、盐的摄入。红肉是指烹饪前呈现出红色的肉，包括猪肉、牛肉、羊肉、鹿肉、兔肉等所有哺乳动物的肉，肉制品包括腌制肉类、火腿等。

我们常常在大量广告宣传中听过某些特殊食品或"抗肿瘤食品"对我们的身体非常有益。我们不应该依赖这些所谓"抗肿瘤食品"降低癌症发生风险，它们无法替代健康的平衡膳食在维持身体健康中发挥的作用。世界卫生组织建议每天至少应该摄入400克水果和蔬菜来预防癌症和其他慢性疾病。

337. 如何通过锻炼和体力活动降低癌症风险?

我国将每周锻炼频率≥3次、每次≥30分钟定义为经常锻炼，未达到该标准的为偶尔锻炼。体力活动分为职业性体育活动、娱乐性体育活动和散步等。美国疾病控制中心推荐每周至少进行150分钟**中度有氧活动**，并至少进行2次全身肌肉伸展运动。

338. 什么叫肥胖?

肥胖一般通过体质指数（曾称体重指数）（BMI）进行评定，体质指数=体重/升高^2（kg/m^2）。根据世界卫生组织（WHO）定义，25≤BMI≤30为超重，而BMI>30为肥胖。研究表明该定义并不适用中国人，根据卫生部《中国成人超重和肥胖症预防控制指南》推荐标准，24≤BMI<28为超重，而BMI≥28为肥胖。目前中国肥胖和超重率在男性中超过12%，而在女性中超过17%。

339. 肥胖与肿瘤有关系吗?

研究表明，肥胖与绝经后乳腺癌、大肠癌、子宫内膜癌、食管癌、胰腺癌、肾癌、胆囊癌等20多种癌症相关，与肝癌的发生也有一定相关性。与正常体重人群相比肥胖人群的过量脂肪组织会带来较多激素和生长因子，高水平激素，如雌激素和胰岛素会增加部分肿瘤发生的风险。研究表明死于肿瘤的男性患者中有0.06%，在女性中有0.78%与肥胖有关。

340. 如何通过控制体重降低癌症发生风险？

首先需要通过体质指数公式确定体重是否在健康范围内。对于部分人来说，将体重控制在理想范围内比较困难，或许首先应该调整生活方式，健康饮食，减少饮食量并积极锻炼身体，这样能先保证体重不再增加，随后逐步降低体重。体重的控制最终能降低癌症的发生风险。目前我国居民生活水平改善，越来越多的人出现超重和肥胖，因此应该从儿童做起，加强对学生的健康教育。

七、认识肝癌篇

341. 肝脏器官在体内的正常位置？

　　肝脏呈红褐色，质地柔而脆，呈楔形，分为上、下两面，前、后、左、右四缘。肝大部位于右上腹部，除腹上区外均被肋骨、肋软骨所遮盖。肝的位置随呼吸和体位的不同而变化，站立和吸气时下降，平躺和呼气时回升。在深吸气时肝脏下缘下降，于右肋骨弓下缘亦可触及。小儿肝脏相对较大，下界低于肋弓，但正常不超过肋弓下 2cm。

肝脏正常位置

342. 肝脏有哪生理功能?

肝脏具有复杂的生理功能,包括以下几个方面:①肝脏参与处理和改变内脏循环和体循环血中的异常成分,保持内环境的稳定;②参与能量的储存、多种物质的合成及分解代谢,如糖代谢、蛋白质和氨基酸的代谢、脂肪代谢、维生素代谢和激素的代谢;③肝脏承担胆红素的摄取、结合和排泄,胆汁酸的生成和排泄;④肝脏可以解除人体代谢产生的有害物质、外来毒素、毒物、药物等;⑤肝脏是体内最大的网状内皮吞噬系统,可以吞噬隔离与消除外来与内生的各种抗原;⑥体内所有的凝血因子几乎都是肝脏制造的,同时肝脏参与调节人体凝血和抗凝两大系统的平衡;⑦肝脏还参与人体血容量的调节、热量的产生和水、电解质平衡的调节。

343. 什么是肿瘤?

人体组织是由多种细胞组成的,正常情况下是处在有规律的新陈代谢状态,这种有规律的生命活动维持着机体的健康。当机体在多种体内、体外致瘤因素的协同作用下,导致正常细胞从基因水平发生异常改变,不再遵循正常的规律而无限制地过度生长,医学称之为肿瘤。肿瘤分为良性、交界性和恶性。良性肿瘤多数是静止状态或缓慢增长,不造成对周围正常组织和器官的侵害,被切除后一般不复发,与恶性肿瘤的最大区别是很少危及生命。恶性肿瘤则具有生长迅速、侵袭性、转移性等生物学特性,治疗过程中仍然难以避免复发和广泛转移,危害健康,最终危及生命。交界性肿瘤的各种特性介于良性和恶性肿瘤之间。

344. 什么是癌症？

癌症一词泛指所有的恶性肿瘤，是一组拥有共同重要特性的不同类型的恶性疾病。癌症的英文单词为"cancer"，其中文含义之一就是蟹。癌细胞的浸润性生长方式的确类似蟹爪，可以在体内肆意横行，破坏机体的正常组织和器官。恶性肿瘤中绝大部分发生在上皮组织，病理学称其为癌，而少部分来源于间质组织，如脂肪、肌肉、纤维组织等，病理学称其为肉瘤，还有些恶性肿瘤来源于造血细胞、淋巴细胞等，病理学称其为白血病、淋巴瘤等。

345. 肿瘤细胞的分化程度与恶性程度有什么关系？

病理学应用肿瘤分化的概念一般是用以表述肿瘤细胞趋向成熟的程度。肿瘤细胞与正常细胞的形态越相近似，越提示肿瘤的分化比较成熟，通常表述为"高分化"，或称"分化好"。临床上大多数形态学分化好的肿瘤，恶性程度低；大多数形态分化差的肿瘤，恶性程度高；但并不是所有形态学分化好的恶性肿瘤预后都好，也不是所有分化差的肿瘤治疗效果就差。

346. 什么是病理分级？有什么临床意义？

病理学应用肿瘤的分级表述肿瘤的分化程度，采用三级表述方式：目前多数应用高分化、中分化、低分化表述，也有些肿瘤应用1级、2级、3级表述。高分级是低分化的同义词，低分级是高分化的同义词。临床上多数肿瘤符合如下的规律：分级越高，分化越差，恶性度越高，预后越差。

347. 什么叫增生？

细胞数目增加称为增生。它可以是正常的生理现象，也可以是炎症刺激引起的病变，或者是肿瘤的表现之一。应根据不同的情况进行不同的处理。

348. 什么叫不典型增生？

不典型增生是细胞数目增加伴有细胞形态的异常。所谓的细胞形态异常是指病变内细胞的形态与正常细胞有一定差异。不典型增生分成三级，包括轻度、中度和重度。其中轻度常见于炎症刺激引起，而中度和重度不典型增生常见于肿瘤发生的前期情况，需密切随诊，必要时需临床干预。

349. 肝脏恶性肿瘤都有哪些？

肝脏恶性肿瘤包括原发性肝癌和转移性肝癌两种。肝脏原发性恶性肿瘤是指来源于肝细胞（肝细胞癌）、肝内胆管（肝内胆管癌和囊腺癌）和来源于间质的肿瘤（原发性肝脏肉瘤）。肝脏是人体最大的实质脏器，有着丰富的血液供应，是很多恶性肿瘤的继发转移的常见部位，其中以消化道及盆腔部位的癌肿转移至肝脏者较为多见。国内尸检资料显示，继发性肝癌约为原发性肝癌的 1.2 倍，恶性肿瘤转移到肝脏的发生率由高到低按系统划分依次为消化、造血、呼吸及泌尿生殖系统等。

350. 什么是肝癌？

通常所说的肝癌大多指原发性肝癌，其中最主要的是肝细胞肝癌，是临床上最常见的恶性肿瘤之一。大多数肝细胞肝癌的发生有慢性肝病背景，如病毒性肝炎（乙或丙型）或酗酒引发的酒精性肝硬化等，肝硬化的背景状态可能支配了肝细胞肝癌的临床过程和**预后**。

351. 什么是肝转移癌？

肝转移癌也称为继发性肝癌，其生物学特点和治疗方式主要根据原发肿瘤病灶的特性决定，这和我们平常所说肝癌即原发性肝癌是不一样的。最常见的肝转移癌有来自消化道的如胃癌、结肠癌、胃肠道间质瘤等，也有来自乳腺、肺等。原发病灶不同，治疗方式也截然不同。如结直肠癌肝转移，虽然是晚期，治疗上相对积极，目前国际上也有完整的治疗规范，**预后**相对较好。

352. 肝癌是"癌中之王"吗？

许多人都认为肝脏恶性肿瘤是"癌中之王"，一旦患上此病就等于判了死刑，真是这样吗？不是的。随着肝癌研究的不断发展，人们对肝癌的认识越来越深，防治肝癌的方法逐渐增多，并日臻完善，医学家们已能很有把握地说：肝脏恶性肿瘤能够治疗，而且通过合理的综合治疗，治疗效果令人非常满意。最关键的是要做到"三早"即早期发现、早期诊断、早期治疗。有"癌中之王"之称的肝癌也是有可能治愈，早期的微小肝癌五年治愈率已可达到70%以上。

353. 肝癌主要通过哪些途径转移？

血行转移：肝癌患者肝内血行转移约占转移病例的90%，血行转移发生最早，也最常见，可侵犯门静脉并形成瘤栓。瘤栓脱落在肝内可引起多发性转移病灶，门静脉主干癌栓阻塞可引起门静脉高压和顽固性腹水，肝癌细胞侵犯肝静脉后即可进入体循环，发生肝外转移，以肺转移率最高，还可血行转移至全身各部位，以肾上腺、骨、肾、脑等器官较为常见。

淋巴转移：局部转移到肝门淋巴结最常见，也可转移至锁骨上、主动脉旁、胰、脾等处淋巴结，胆管细胞型肝癌转移以淋巴转移居多。淋巴转移仅占转移总数的7%～10%。

种植转移：偶尔发生，如种植于腹膜后形成血性腹水，女性尚可有卵巢转移癌。

直接浸润：肝癌一般较少发生邻近脏器的直接浸润，但偶尔也可直接蔓延、浸润至邻近组织器官，如膈、胃、结肠、网膜等。

354. 肝内胆管细胞癌是肝癌吗？

肝内胆管细胞癌是源于肝内胆管内皮细胞的肝脏恶性肿瘤，在大多数人群是相对少见的肿瘤，是肝第二位的原发恶性肿瘤，约15%的肝癌是肝内胆管细胞癌。肝内胆管细胞癌尤其是来自于小胆管的癌常不引人注意，直到肿瘤长大才会出现症状。肝内胆管细胞癌的治疗以手术切除为首选方法，能做手术切除者尽早进行手术，术后应视情况予以辅助治疗，如放化疗及中医药治疗。难以耐受手术者，临床上多采用放化疗与中医药结合的综合治疗方法。

355. 肝血管瘤是恶性的吗？如何治疗？

肝血管瘤是最常见的良性肝肿瘤，最常见的病理类型是海绵状血管瘤，一般不会恶变。血管瘤大多数小于 5 厘米，通常是在体检中无意发现，一般生长缓慢，极少自发性破裂，很少引起症状。但如血管瘤大于 6 厘米，位于肝脏边缘，引起肝区疼痛不适等症状，可行手术治疗。手术方式可有肝血管瘤剥除术、肝段切除术等。

356. 肝脏常见的良性肿瘤有哪些？

肝脏良性占位性病变较为少见，约占 10%。但随着诊断技术的发展其检出率有升高的趋势。临床常见的肝脏良性病变主要有以下几种：肝海绵状血管瘤、肝囊肿、肝细胞腺瘤、局灶性结节性增生和炎性假瘤等，其他的良性占位性病变则更为少见。

357. 肝硬化会发展为肝癌吗？

原发性肝癌常发生于肝硬化的基础上，世界范围内 70%~80%的原发性肝癌发生于肝硬化。化学致癌物质的动物实验研究显示，再生结节是肝细胞向癌肿转变的促进因子。病毒性肝炎感染所致肝细胞损害和再生结节形成是肝硬化肝癌发生的基础。肝硬化可能发展为肝癌但是也不绝对，所以肝硬化的患者应该积极治疗，最好是定期随诊检查，监测肝癌是否发生。

358. 肝囊肿会变成肝癌吗？如何治疗？

肝囊肿是一种常见的良性先天性肝脏疾病，不会变成肝癌，如无症状，囊肿即使较大，也不需要处理。有症状的肝囊肿，只有症状明确与囊肿相关时才需要治疗。治疗方式可有非手术途径，如囊腔内注射硬化剂；手术可行囊肿开窗引流，根据囊肿大小、部位不同可选择不同的治疗方案。

359. 哪些肝脏良性病变会发生恶变？

肝脏良性占位性病变远比肝脏恶性占位病变如原发性肝癌、转移癌等少见，部分肝脏良性占位，是肝脏、胆管细胞、间质炎症细胞增生而形成的结节性占位，并非真正的肿瘤，称为肿瘤样病变。有证据表明肝细胞腺瘤、腺瘤样增生（亦称大增生结节、不典型增生结节）、肝胆囊腺瘤、胆管乳头状瘤病、间叶性错构瘤、Caroli病、间叶性错构瘤、肝脏表皮样囊肿等有恶变倾向。

360. 肝癌会传染吗？

肝癌本身不会传染，但导致肝癌的主要病因——乙型肝炎是可以传染的。我国85%～90%的肝癌患者合并慢性乙型肝炎、肝硬化，尤其是部分患者处于肝炎活动期，具有更强的传染性。

肝炎病毒主要通过体液传播，与肝炎患者的正常接触甚至一起吃饭都不会导致感染乙肝。但应注意不要与乙肝患者共用牙刷、剃须刀等个人用品，与乙肝患者过性生活时，一定要采取安全措施，避免性传播。另外，平时要留意加强锻炼，增强自身的免疫力，来抵抗乙肝病毒。

361. 肝癌可以治愈吗?

肝脏恶性肿瘤患者如能做到"三早",即早期发现、早期诊断、早期治疗;其治疗效果是令人满意的,部分病例完全可得到治愈。

八、肿瘤病因篇

362. 吃什么样的食物容易导致肝癌？

肝癌是目前临床常见的一种顽疾，严重威胁广大人民群众的身体健康。由于大多数患者在确诊时已是中晚期，因此给治疗带来很大难度，那么到底哪些不良饮食因素会导致肝癌的发生呢？

①黄曲霉毒素：黄曲霉毒素主要存在于霉变的玉米、花生及其他食品中，是目前所知的最强烈的致癌物质。乙肝病毒可提高肝细胞对黄曲霉毒素的敏感性，二者有协同作用，促使肝细胞发生癌变。②饮水污染：这在我国南方比较严重，那里的居民饮用的是宅旁、沟塘、池里的水。近年来，因为使用深井水和自来水而有所改善，但某些偏远地区的饮水污染仍很严重。

363. 为什么肝炎与肝癌密切相关？

与肝癌相关的病毒性肝炎有乙型肝炎（又称乙肝）、丙型肝炎和丁型肝炎。我国90%以上的肝癌患者有乙型肝炎病史。科学研究表明，乙型肝炎表面抗原阳性的人群，患肝癌的机率是阴性者的290~390倍。而我国85%~90%的肝癌患者合并有不同程度的肝硬化，在肝硬化的人群中有38%的人同时有肝癌。肝硬化被称为肝癌的癌前病变，肝炎→肝硬化→肝癌的病理模式也说明了这一点。

364. 肝癌与饮酒有关吗？

在临床中观察到酗酒成为我国居民仅次于乙肝的又一主要致癌因素，约 20% 长期饮酒的人发生肝硬化。正常肝脏的酶可以使一定量的酒精氧化为水和二氧化碳，对酒精有一定程度的解毒作用。而长期饮酒者在酒精作用下肝细胞损伤无法得到及时修复，一次醉酒对肝脏的损害就相当于患一次急性轻型肝炎。久而久之就会使肝脏硬化，最终发生癌变。酗酒对乙肝病毒携带者、肝炎、肝硬化患者的危害更为严重。

365. 哪些人属于肝癌的高危人群？

根据肝癌的致病因素下列人群为肝癌发生的高危人群：年龄 35 周岁以上，乙肝表面抗原阳性或丙肝抗体阳性者；慢性肝炎病史 5 年以上者；家族中已有确诊肝癌患者；长期酗酒者；长期食用腌腊、烟熏、霉变等食品者；长期居住于水源污染地；长期工作压力过大、工作负荷过重或长期精神压抑者；器官移植患者或其他原因引起免疫力低下的人群属于高危人群。

366. 如何选择就诊医院？

选择医院是看病的第一步，也是对诊断和治疗效果影响最大的。选择就诊医院应遵循：小病及时就近诊疗，大病选择专业三级或二级医院。小病是指常见病、多发病，可以及时到就近的社区门诊或一级医院就诊。大病是指当病情较重、诊断疑难、疗效不显时，及时选择二级以上医院就诊。二级以上医院根据收治范围分为综合医院和专科医院。综合医院诊疗范围广，分科齐全。专科医院是专门从事某一病种诊疗，专业性强。选择二级以上医院就诊的患者可根据自身的时间、经济状况、医院的口碑、医院的性质（公立、民营）、医院的级别、是否医保定点医院、地理位置的远近，以及对服务的要求等进行选择。

367. 如何在医院选择就诊科室？

综合性医院多按照疾病系统和人体部位分类，专科医院多按照治疗方法和疾病部位分类。患者可根据所患疾病的部位和所属系统选择就诊科室。但对同一部位或系统，同时存在内外科不同治疗科室的问题。以肿瘤患者为例，没有做过手术治疗的初诊患者，根据病变部位可先选择外科手术科室就诊，已经手术后的患者或不能手术治疗的患者可选择放射治疗或化疗科室。患者在就诊前可以通过电话或网络查询各医院门诊科室设置，选择正确的就诊科室，避免挂错号。

368. 什么样的肝癌患者适合去肿瘤专科会诊中心就诊？

会诊中心是由外科、内科、放疗科、介入科、影像诊断科等多学科专家共同参加会诊的特需医疗。特别适用于以下患者：①不能确诊的疑难病例；②已经诊断为肝癌，但要求进一步明确肿瘤分期，科学判定给出综合治疗方案者；③已经接受治疗，治疗效果不明显、需进一步调整诊疗措施者；④想咨询肿瘤恢复期的注意事项者等都可以进行会诊。

369. 如何做好就医前的准备？

三级医院门诊出诊医生在出诊时间内必须接诊大量的患者，很难有充足的时间详细解答每一位患者提出的全部问题。患者在就诊前最好做一些准备工作，提前梳理好向医生介绍的病情、需要问医生的问题，这样既可以节省时间，又可以避免因临时考虑而疏漏某些重要的细节。此外，如果患者已在其他医院检查或治疗，应将已有的检查结果和病历资料带全，以便医生的进一步诊断和治疗。

370. 如何选择普通门诊和专家门诊？

目前多数医院都设立简易门诊、普通门诊、专科门诊、专家门诊及专业组门诊、特需门诊等，以满足不同层次的需求。建议初诊患者挂普通门诊号，因为初诊时无论是专家门诊还是普通门诊，都要根据病情先让患者做相应的检验、影像检查，肿瘤性疾病还需要组织病理学检查才能确诊。

患者复诊或有疑难疾病可通过医院专家介绍栏或网站上的专家介绍选择专家门诊。

371. 选择哪种方式预约挂号？

为方便群众就医，提高医院医疗服务水平，各医院均在开展不同的预约挂号方式来缓解患者挂号排队和候诊等待时间长的问题。预约挂号方式主要包括：电话预约、网络预约和自助挂号等方式。医院电话预约和网络预约方式多通过与第三方公司合作为患者提供方便，优点是有稳定的网络挂号平台，有大量的接线客服人员，解决患者排队挂号的困扰，但缺点是第三方公司客服人员缺少医学专业知识，患者在采取电话预约和网络预约前应了解医院的科室设置和挂号的号别。自助挂号是在医院挂号处、门诊大厅等显著位置放置的自助挂号机，方便患者在医院就诊后预约下次就诊时间。患者在就诊前了解就诊医院的预约挂号方式和预约挂号号别，合理安排时间挂号就诊。

372. 建立就诊卡、挂号须出示患者哪些身份证明的证件？

患者按规定必须用真实姓名挂号、就诊。凡到各医院就诊的患者须为实名制挂号，严禁使用非就诊本人的姓名建卡、挂号。在各医院办理就诊卡时，须出示患者身份证、户口本或驾驶证、老年证等有效身份证明进行建卡挂号。此外，北京医保患者必须持北京医保社会保障卡办理就诊卡和挂号。

373. 什么是银医卡？银医卡可开展哪些自助服务项目？

银医卡是银行和指定医院合作办理的联名卡，具有普通银行卡的所有功能，还可以在医院网站预约挂号。银医卡开展的自助服务包括：自助缴费、自助检查报告打印、自助信息查询等。银医卡的开展是实名制挂号的更好应用。

374. 为何要建立正式病案？

各地均实施门诊就诊手册，并在各医院均可使用。门诊就诊手册是由医生填写，对患者每次就诊情况、各项检查和用药情况的记录。如果患者需要住院治疗时，部分医院要求建立正式病案。患者根据各医院要求持患者身份证或有效证件填写病案首页建立正式病案。正式病案是对住院后患者病情和诊疗过程所进行的连续性记录。正式病案一般由医院病案室统一保管。

375. 做哪些检查需要提前做身体准备？

患者为确诊病情需做各种全身和专科检查。许多检查都需要患者提前做好身体准备，例如血液检查前空腹，肠镜检查前需要提前做**肠道准备**和妇科 B 超需憋尿充盈膀胱等。患者可根据检查申请单或预约通知单上的要求认真做好身体准备。

376. 查体时发现某项肿瘤标志物结果偏高，该如何挂号？

肿瘤的诊断不能单独依靠肿瘤标志物的检查，单次肿瘤标志物升高的意义并不大，只有动态的持续升高才有意义。如果体检发现某个或某几个肿瘤标志物持续升高，那么应提高警惕。肿瘤标志物在不同的肿瘤有不同的表现，如 CEA 常出现在肠癌、胃癌；CA19-9 常出现在肠癌、胰腺癌；CA153 常出现在乳腺癌等。如果出现升高，则需要根据肿瘤标志物提示的病变做进一步检查。部分医院还设立防癌门诊提供体检异常结果的咨询。

377. 医保患者就诊需要做好哪些准备？

医保患者到任何医院就诊首先必须携带医保卡（本），以证实医保身份，进行医保结算。否则，没有医保证明者，会被默认为自费，造成费用无法报销。另外，患者就诊前应该详细了解好各种医保规定，因为各种医保政策因地区不同、病种不同也会有所差异，要按照要求提前办理如转诊、特病等相关手续。

378. 医院里发的传单可信吗？

不可信，候诊区闲散人员传发的传单都是非法广告。严重影响了人们的视听，误导、欺骗了很多急于求医的患者。这些广告所宣传的医疗手段不仅没有及时为患者解除病痛，反而增加其经济负担，延误了病情的及时治疗。患者应清醒地识别违法医疗广告，谨防受骗上当。医院的宣传资料一般由医院内部工作人员发放。

379. 专家们诊断、治疗的意见不一致，怎么办？

随着医学技术的进步和治疗理念的不断更新，对同一种疾病治疗手段和治疗次序（尤其是肿瘤）也日渐多样、复杂。在临床工作中，医生们会综合考虑每位患者的病情、年龄、性别、经济能力，甚至是看病的难易程度而选择他们认为合适的治疗方案。鉴于每位专家的侧重点可能不同，难免会出现意见上的不一致。患者及家属应该在充分了解病情的基础上，彻底领会专家们的意见，全面考虑自身各个方面的因素而后做出选择，这才是最合适的治疗方案。这也是个体化治疗的要求。

十、典型病例

病例一　肝脏巨大肿瘤手术切除

患者孙某，女性，因"查体发现巨大肿物"入院。该患者在体育活动时自觉右上腹部不舒服，在当地医院检查发现右肝有一个巨大的肿瘤，直径约为 14 厘米。当地医院医生初步诊断是一个巨大的肝癌，属于中晚期，**预后**不好，很可能只能生存 6 个月左右，手术意义不大，建议保守治疗。患者家人怀着一线希望辗转到三甲肿瘤专科医院门诊，门诊医生对患者进行了仔细的检查。询问病史发现患者以前身体健康，没有肝炎病史，虽然右肝有一个巨大的占位，但是患者精神状态及一般情况良好。进行了CT 及 MRI 检查，发现肿瘤有完整的包膜，综合各方面因素，考虑良性肿瘤的可能性比较大，在经过精心准备后为患者施行了肝脏肿瘤切除术。手术顺利，术中出血不足 200 毫升，患者术后 8 天即正常出院，病理检查回报是良性的"局灶结节增生"。患者很快恢复正常学习与生活。目前已术后 7 年余，正在大学学习。

【专家提示】由于肝脏病变的复杂性，许多肝脏肿瘤的影像学表现并不特异。另外，由于肝癌发病地域性的特点，不同地区、不同医院对肝脏肿瘤的诊治水平也参差不齐，误诊时有发生，许多良性肝脏占位病变在初诊时容易被误诊为肝癌，给患者及家属带来极大的心理负担。因此，若在初诊医院被诊断为肝癌，患者及家属一定不要惊慌失措，应该尽快到有经验的肝脏诊疗中心做进一步的详细检查。对于临床及影像学表现不十分典型的肝脏肿瘤，医生可能会做出"肝占位""肝脏肿瘤"或"肝脏肿物"的诊断，此时患者及家属应明确肝占位并不等于肝癌，上述诊断只是表明肝脏内有一肿瘤性病变，可能是良性或恶性，明确诊断有待进一步检查，甚至须待切除肿瘤后经病理检查才能最终确定。

病例二　小肝癌行射频消融治疗

患者王某，男性，73 岁。以往有慢性乙型肝炎病史 40 余年，肝硬化病史 15 年。患者每 3 个月常规检查甲胎蛋白（AFP）及腹部 B 超，此次检查时发现甲胎蛋白明显升高，腹部 B 超发现右肝内有新生的肿物，进一步行磁共振检查发现右肝肿瘤直径约 1.1 厘米，其余肝内未见肿瘤，明确诊断为肝癌收入院。入院后详细检查发现患者肝硬化程度较重，肝脏体积缩小，肝脏储备功能轻度受损。经充分讨论及与患者认真沟通后，最终为患者实施了肿瘤经皮射频消融术。手术顺利，患者术后 3 天出院。此后继续保肝治疗，定期复查，至今 5 年复发。

【专家提示】①与其他恶性肿瘤不同，肝癌具有明确的高危人群，对于高危人群尤其是对于慢性乙型肝炎合并肝硬化的患者应定期检查，目前推荐每 3 个月至半年检查甲胎蛋白及腹部 B 超。本例中患者因坚持定期体检，结果在早期即发现了肿瘤，治疗取得了良好的疗效，有望获得根治。②许多人认为，肿瘤只有完整切除才能获得最好的疗效，因此当得知罹患肿瘤后都希望医生能够尽可能把肿瘤切掉，而且要切的越大越好。实际上，随着医学理论及技术的不断发展，对肿瘤认识的不断深入，对肿瘤治疗也逐渐向微创化方向发展。肝癌的射频消融技术是微创治疗的代表，研究表明，对于小于 3 厘米的肝癌，射频消融完全能够达到与手术相同的效果，而且与手术相比，无须开刀，对残余肝脏的损伤小，术后恢复快，尤其适合治疗位于肝实质内的小肝癌。

病例三　巨大肝癌介入治疗缩小后再手术

患者李某，男性，45岁。因发现"右肝占位1个月"入院。该患者以往有慢性肝炎病史20余年，发现肝硬化5年。因为平躺时右上腹摸到肿块在当地医院检查发现右肝有一个巨大肿瘤，检查甲胎蛋白明显升高，考虑为肝癌入院。入院后行肝脏CT检查发现右肝巨大肿瘤，大小约16厘米×18厘米，占据右半肝，余肝呈肝硬化改变，肝左叶缩小。入院诊断为右肝巨大肝癌，因为肿瘤较大，正常肝脏较小，经仔细评估后认为手术风险极高，术后肝功能衰竭可能性极大。因此，建议患者行介入治疗，此后患者介入治疗前后共8次，肿瘤逐渐缩小至5厘米×6厘米。再次评估发现患者肿瘤缩小的同时残余肝脏代偿性增大，已具备手术条件，故行手术切除。患者术后恢复好，定期复查，目前已术后6年9个月，未见肿瘤复发、转移迹象。

【专家提示】虽然外科治疗是肝癌的根治性治疗手段，但初诊时仅有不足1/3的患者适合手术治疗，大部分患者因肿瘤较大或肿瘤多发或有其他部位的转移而失去根治性治疗机会。对于这部分患者，介入治疗是最主要的治疗手段，随着目前综合治疗手段及方式不断丰富，有相当一部分患者能够通过治疗获得再次手术切除的机会。就像本例中的李先生，通过介入治疗使肿瘤缩小并使残余肝脏代偿性增大，最终获得了手术切除。因此，如果医生告诉您暂时不适合手术切除，一定不要灰心丧气，只要正确认识疾病，保持乐观心态及战胜病魔的信心，并积极配合医生的治疗，一定能够取得良好的疗效。

病例四　肝癌术后复发后再手术

患者王某，女性，65岁。因"左肝癌术后5年，发现左肝肿物1周"入院。患者5年前因左肝外叶肝癌进行了手术治疗，术后病理报告为肝细胞肝癌。术后定期复查，1周前复查时发现在残余的左肝内叶新发直径约1.6厘米肿瘤，无其他不适。住院后进一步做肝脏磁共振检查，提示左肝内叶肿瘤，约1.6厘米×1.5厘米，其余肝脏轻度硬化改变，未发现其他肿瘤。完善各项准备后做残余左半肝切除，手术顺利。目前术后5年半，未见复发转移迹象。

【专家提示】原发性肝癌经根治性治疗后仍有较高的复发、转移率，目前对于术后的复发、转移还没有有效的预防措施。导致肝癌的复发、转移主要有两方面的因素，一方面与原发肿瘤在肝内播散转移相关，多发生在术后2年内；另一方面与残余的硬化肝脏再发肿瘤有关，多见于术后2年后，王女士的复发属于后者。原发性肝癌的复发、转移以肝内最为多见，复发后部分患者仍可以获得再次手术切除的机会，而且研究表明，只要再发肿瘤能够切除，仍能获得良好的疗效。因此，对于原发性肝癌术后的患者，千万不要以为肿瘤已经切除，可以万事无忧了，一定要严格按照医生的要求密切随诊，以便一旦肿瘤复发可以早期发现，争取再次手术切除的机会。另一方面，即使肿瘤复发也不要过分紧张，丧失信心。肿瘤复发不代表肿瘤已到晚期，仍有治愈的可能，一定要在医生的指导下积极与病魔抗争。

病例五　晚期肝癌成功治疗病例

患者李某，男性，36岁。因"上腹部饱胀不适1年，发现肝占位2周"入院。患者既往身体健康，没有肝炎病史。1年前开始出现上腹部不舒服，饱胀感，因工作繁忙患者一直没有重视，仅口服胃药治疗。但症状逐渐加重，同时出现吃饭不香、消瘦，患者仍未予重视。直至入院前2周，患者觉症状进一步加重并自己可触及上腹部肿块。至医院检查发现左肝巨大肿物，同时右肝有多个转移结节，其余脏器未见肿瘤，诊断为：左肝癌，肝内多发转移。入院后对患者进行了进一步详细检查，发现患者乙型肝炎指标阳性，肝癌肿瘤标志物甲胎蛋白明显升高，大于2000ng/ml。左肝巨大肿瘤已经压迫胃，同时右肝有多发转移，属于晚期病例，手术无法完全切除。但因患者左肝肿瘤已经压迫胃，如不能去除则无法进食，遂于入院后1周行姑息性左肝切除，切除左肝肿瘤约18厘米×12厘米，术中见右肝多个肿瘤，最大者2.5厘米，选取右肝较大的3个肿瘤同时行术中射频消融术，手术顺利，术后恢复良好。因右肝尚残留数个小病灶，于术后3周开始行经肝动脉化疗栓塞（介入治疗）4次，每次间隔1~1.5个月，同时服用靶向药物索拉非尼治疗。介入治疗后复查发现右肝肿瘤稳定，部分呈坏死表现。此后患者继续服用靶向药物，并应用免疫调节药物以改善免疫功能。手术1年后患者常规复查时发现病情再次进展，右肝又新出现2枚病灶，大小约2.5厘米，因肿瘤位于肝脏表面不适合行射频消融术，再次行1次介入治疗后予以高能量超声聚焦刀（HIFU）治疗，治疗效果良好，肿瘤逐渐缩小，其余肝脏未见新发肿瘤。目前已手术后近3年，继续靶向治疗及免疫治疗，肝内残余病灶稳定，患者一般情况良好，可生活自理。

【专家提示】

（1）对于肝癌患者来说，获得良好疗效的关键是"早发现、早治疗"，因此，对于肿瘤的早期信号如乏力、吃饭不香、身体消瘦等一定要警惕，及时检查。本例中李先生因工作繁忙对自己的症状未予重视，直到病情较晚时才到医院检查，错过了最佳治疗时机，令人惋惜。

（2）虽然在我国绝大多数肝癌患者均有慢性肝炎、肝硬化的病史，但还有许多隐匿型肝炎的患者自己并不知罹患肝炎，也有患者因经济原因从未进行过查体，临床上因为查出肝癌才发现患有慢性肝炎的病例并不少见。因此，切不可认为自己以往没有肝炎，就肯定不会患肝癌。同样，由于肿瘤标志物并不是在所有肝癌患者中都有升高，切不可因为检查肿瘤标志物不高而认为绝不会患肝癌。

（3）以往人们"谈癌色变"，一旦得了癌症，都希望医生能够把它"根除"，医生也会采取手术、放疗、化疗等各种手段希望将其"歼灭"。然而，随着对肿瘤特性及生物学行为的进一步认识，医学家渐渐认识到在现阶段对大部分恶性肿瘤我们还不能达到完全根治，而且以往"除恶务尽"式的治疗方式不但不能够根除肿瘤，反而可能对机体造成严重的伤害，导致病情迅速恶化。因此，目前治疗关注的重点已从如何消灭肿瘤转为如何提高患者的生活质量，延长生存期。尤其对于晚期患者，虽然肿瘤难以完全消除，但可以通过各种办法使肿瘤在体内稳定不再进展，在医学上称为"带瘤生存"，李先生目前就处于这种状态。目前，世界卫生组织已把恶性肿瘤归为慢性系统性疾病，就像高血压、糖尿病一样，我们虽然暂时无法根治，但只要控制良好，患者仍然可以像健康人一样生活、工作。

（4）随着医学技术的不断发展、新的药物、新的治疗方式不断涌现，肝癌以及其他恶性肿瘤的整体疗效越来越好，即使是晚期患者，如果治疗方案合理也能获得良好的效果。同时，也应认识到治疗肿瘤绝不是一朝一夕的事，而是一个长期的过程。在选择治疗方案时不但要考虑到这种方法对肿瘤的疗效，更要考虑其对机体的伤害，做到最大限度控制肿瘤的同时，最小限度损伤机体。只要医生与患者相互信任、互相配合、共同努力，选择适宜的个体化综合治疗方案，就一定会得到最佳的结果。

十一、名家谈肿瘤

增强"自我科学抗癌"意识

陆士新，著名肿瘤病理生理学专家，研究员，中国科学院院士

癌症已成为我国人群死因的首位，具有发病率高、死亡率高、治疗费用高等特点，因此，人们"谈癌色变"。目前，学术界普遍认为对癌症不要恐惧而要防治，癌症是"可防可治"的。肿瘤防治的关键仍然是要坚持以人为本、自我抗癌，实施预防为主、防治研相结合，大力做到肿瘤防治"三早"，即早期预防、早期诊断和早期治疗；"三早"是癌症"可防可治"的核心和基础。世界卫生组织也强调：三分之一的癌症是可以预防的，三分之一的癌症患者通过早期诊断并得到合适的治疗是可以治愈的；三分之一的癌症患者通过治疗，可以减轻痛苦，延长生命。人群的自我抗癌意识和信念至关重要，因为如无自身防癌意识，接触致癌因素而不自知，一旦患上癌症已成晚期，延误了病情。

控制癌症应当以早期预防为主，我们究竟应该怎样做才能实现"三早"呢？首先，我们要积极增强"科学自我抗癌意识"，注意在生活中远离致癌因素，并积极做到合理营养、适当运动、戒烟限酒、心理平衡等健康生活方式，自我预防癌症发生。近二十几年来，在我国食管癌、肝癌、胃癌等肿瘤高发区所进行的病因学调查研究的基础上，开展了国际上最先进的大规模人群预防研究，现在已取得可喜的成果，树立了癌症"可防"的典型，

并增强了我们对癌症可以预防的信心。

癌症的发生发展是多阶段逐渐演变的过程，在癌前病变和早期癌阶段就进行治疗是可以不发生癌症或可以被治愈的。什么是癌前病变呢？癌前病变是指人体组织中某些细胞在人体内外环境中的物理、化学、生物以及慢性炎症等刺激因素长期不停地作用下，细胞形态和分子组成发生有变成癌趋向的病理变化，再经过一段时间后，这种病变的一部分或少部分可能发展演变成癌。但是，癌前病变患者在去除物理、化学、生物以及慢性炎症等刺激因素，或给予化学干预（治疗），癌前病变可以被逆转为正常。"癌前病变"发展成侵袭性癌的过程一般需要 10 年左右的时间。如在林县我们发现食管上皮重度增生的人，经增生平治疗可以逆转为正常，成功阻断了重度增生上皮演变成癌。因此，预防及治疗癌前病变，对预防肿瘤有着积极意义。

癌前病变和器官组织的炎症与不典型增生密切相关，炎症往往伴随细胞重度增生（不典型增生，原位癌），我们已知的一些病变如：食管上皮重度增生、胃的瘢痕性溃疡、萎缩性胃炎、胃息肉、慢性支气管炎、肝细胞不典型增生、宫颈糜烂或息肉、乳房囊性腺病、乳腺导管内乳头状瘤、溃疡性结肠炎、结肠腺瘤及结肠息肉、膀胱黏膜上皮增生及化生、鼻咽部柱状上皮及不典型化生等都可视为癌前病变，上述的癌前病变的长期存在与发展就可能转变为癌症。因此，个人应积极治疗器官组织的炎症和严重增生性疾病是预防癌症的重要措施。

在生活中，我们究竟应该怎样做才能实现肿瘤的"早期发现，早期治疗"呢？首先，进行自查，要早期发现癌瘤，除医生的检查外，自我检查也是非常重要的。如乳腺癌等往往是自查发现肿块的，所以要经常进行自我检查。除自查外，要重视每年正规体检，体检也是"早期发现"癌瘤的重要途径。癌瘤"早期治疗"是非常重要的，它直接影响患者的生存；有研究表明：

肿瘤大小与手术后生存率密切相关，肿瘤直径越小相对生存率就越高，肿瘤直径越大相对生存率就越小。一旦发现肿瘤应及早到医院进行规范化治疗。但治疗肿瘤也不是什么治疗手段都用上才好，要防止"过度治疗"。

普及癌症知识是预防癌症的重要手段。在癌症防治工作中，要有更多的有关癌症方面的科学普及读物问世，以利于群众增强"自我科学抗癌"意识，来改变癌症不可预防和无法治疗的观点，并积极行动起来，做到"三早"，控制和预防癌症。

五十年来我国肿瘤防治工作的发展和体会

孙燕，著名肿瘤内科学专家，主任医师，中国工程院院士，中国医学科学院中国协和医科大学名医

回顾半个多世纪我国临床肿瘤学的发展，真有些沧桑之感。新中国成立初期，由于当时卫生的状况，肿瘤学不被重视。直到建国 10 年以后我国才开始重视肿瘤问题，并启动了比较全面的规划、建设和研究。我有幸在 1959 年调入肿瘤医院（当时称日坛医院），正好参加我国几位临床肿瘤学元老，吴桓兴教授（时任中国医学科学院肿瘤医院院长）、金显宅教授（时任中国医学科学院肿瘤医院顾问）和李冰教授（时任中国医学科学院肿瘤医院党委书记兼副院长）的领导下对我国临床肿瘤学的发展进行的讨论，并制定了以综合治疗为模式的发展方向。随之，就临床肿瘤学发展达成 4 项共识，即预防为主、中西医结合、基础研究与临床研究结合、综合治疗。虽然在今天，综合应用现有手段诊断、防治肿瘤已经深入人心，为国内外学术界所接受，但是这在当时的条件下就能准确把握总攻方向还是难能可贵和具有远见的。

在十年浩劫中肿瘤工作受到极大破坏。人员被下放，甚至连苦苦积累的病理标本都被埋掉。但在 1972 年周恩来总理冲破"四人帮"的阻挠，对肿瘤工作做出了重要指示：肿瘤是多发病、常见病；应当深入调查摸清我国的发病情况，并采取预防措施；结合我国具体情况和实践经验编写我国自己的参考书；大力开展高发区研究等等，明确了我国肿瘤学前进的方向，也成为我们开展工作的重要指导原则。

改革开放以后，我国临床肿瘤学事业得到了飞速的发展，各省市都建立了肿瘤医院，很多综合医院也成立了肿瘤科，研究工作也得到发展。

肿瘤内科治疗也已经有了很多进展，相当多的常见肿瘤，如滋养细胞肿瘤、急性白血病、睾丸肿瘤等，已经可以通过内科治疗达到根治；另一些常见肿瘤，如乳腺癌、肺癌、大肠癌、胃癌和骨肉瘤等，内科治疗也都占有相当重要的地位。此外，我们在肿瘤治疗理念方面已经有了很大进步，例如多种方法和途径的综合治疗、加强预防术后播散，特别是远处转移的内科辅助治疗研究、重视生存率和生活质量的提高等。

近10年来，不断有新的针对肿瘤受体、调控和生长关键基因的靶向药物问世，从分子、受体、信号传导等方面的研究把病因、预防和治疗很好地连贯起来。分子靶向治疗虽然在现阶段还不能完全替代传统的手术和放化疗，但其重大意义在于可以使治疗更具靶向性，更好地实现治疗个体化。而根据肿瘤的分子靶点决定治疗方案的策略与我国传统医学理论中的"辨证论治"和"同病异治、异病同治"不谋而合。靶点的诊断必然会成为未来肿瘤诊断以及个体化治疗方案制订的必要步骤。对患者的靶点监测也应该受到重视。

我们已经开始思考什么是我国临床肿瘤学的特点，其中包括：中西医结合，辨证论治——提高预见性；同病异治、异病同治——实现有的放矢；循证医学、规范化、个体化；扶正祛邪——重视宿主情况、基础疾病、免疫和骨髓功能重建等；治未病——重视预防、重视防止复发；以人为本——重视生活质量和远期结果等等。

最近，美国著名临床肿瘤学家 DeVita 在一篇题为"癌症研究200年"的文章中系统复习了有关肿瘤诊疗的进展情况。可以看出近百余年来人们对肿瘤的认识已经有了长足的进展和提高。在 20 世纪 70 年代由于综合治疗，儿童期白血病和霍奇金病的疾病特异性死亡率开始显著下降。在引入常见癌症（例如乳腺癌和结肠癌）的更好早期诊断和预防措施以及有效辅助治疗之后不久，总死亡率开始下降。所有癌症的 5 年相对生存率在通过《国家癌症法案》之前的 20 世纪 60 年代末为 38%，而现在为 68%。在美国，癌症总死亡率从 1990 年开始下降，自此以后总体已下降 24%。对 2015 年的直线推测提示，癌症死亡率的总绝对下降将约为 38 个百分点。所以，我们对制服肿瘤的前景应当是乐观的，但这无疑需要几代人艰辛的努力。

少吃多动　预防肿瘤

程书钧，著名实验肿瘤、肿瘤化学和遗传毒理学专家，研究员，中国工程院院士

科学研究表明，终身维持健康的体重是预防肿瘤最有效的措施之一。超标体重和过于肥胖，会促进某些肿瘤发生，包括食管癌、胰腺癌、结直肠癌、肾癌、子宫内膜癌和绝经后的乳腺癌。肥胖是这些肿瘤发生的非常重要的促进因素。肥胖和体重超标还会增加许多慢性病（如高血压、脑卒中、冠心病和 2 型糖尿病）发生的机率。肥胖会影响许多激素和生长因子的水平，肥胖人群胰岛素样生长因子 1、胰岛素和瘦素水平均升高，性激素在肥胖相关肿瘤中也起重要作用，因为脂肪组织是性激素合成的重要场所，性激素水平过高可使子宫内膜癌和绝经后的乳腺癌发病率增高。肥胖者常伴有轻度炎症状态，脂肪细胞会产生一些促炎性因子，而慢性炎症会促进肿瘤发生。因此避免肥胖在肿瘤预防中占有重要地位。

如何避免肥胖？关键在少吃多动。美国有个诺贝尔生理和医学奖获得者 Brenner 讲过一段有趣的事，他说，人在古代的时候，因为生活环境很艰苦，吃的东西很不够，主要靠打猎为生，所以他老是到处要找吃的。多少年、多少代传下来的人就是那些有很强吃的欲望的人，他们下丘脑逐渐形成老想吃的兴奋灶，这就是我们现代人为什么老想吃的原因。可是到了今天，诸位吃东西用不着像古代那样去找了，古代是找到什么就吃什么，现在你家里伸手就拿得到东西吃，可是我们大脑的兴奋灶还在那里，还叫我们吃、吃、吃，其实你肚子一点都不饿，只是为了满足这个兴奋

灶，你就老要吃，没有事的时候要吃，看电视也要吃，造成你营养过剩。储存过多的营养的最佳方式就是把它转化成脂肪（而不是蛋白质和碳水化合物），这种储存的能量可以很好去应对饥饿，这在古代艰苦的条件下是十分必要的，因此，过度营养转成脂肪而导致肥胖也是进化选择的结果。

　　导致超重的原因除吃的过多外，另一个原因就是体力活动太少。因此，合理必要的体力活动是极其重要的。研究表明，合理的体育活动，对预防和降低结直肠癌、乳腺癌、子宫内膜癌、胰腺癌、肾癌等都有良好作用。少吃多动，保持健康的体重和避免肥胖能预防和降低包括肿瘤在内许多慢性代谢疾病的发生，这是有深刻的科学道理的，是迄今为止科学上证明了的最有效的办法。人们生来就有点爱吃不爱动，我们懂得上述的科学道理后，就需反其道而行之。为了你的健康，预防肿瘤，少吃多动。

对癌症治疗的一点看法

殷蔚伯，著名肿瘤放射学专家，主任医师，中国医学科学院肿瘤医院放射科首席专家

一、癌症不再是不治之症

20世纪初肿瘤患者的5年生存率只有5%，身患恶性肿瘤几乎就等于死亡，因此人们谈癌色变。为此，人类开始致力于攻克肿瘤的研究，由于诊断及治疗技术的改进与发展，癌症患者的5年生存率在不断地提高，20世纪30年代为15%，60年代为30%。近半个世纪以来，随着CT、MRI、PET-CT等各种诊断设备与技术的应用与提高，促进了对肿瘤的早诊、早治；同时在治疗方面，无论是手术、放射治疗还是药物治疗都有了飞速的发展，至20世纪90年代肿瘤患者的5年生存率提高到45%。2012年美国癌症协会发表统计报告显示：1975~1995年间在美国确诊的癌症患者治疗后5年生存率为49%，而到2001~2007年提高至67%。由于绝大多数肿瘤复发与转移发生在癌症诊治后的5年以内，因此医学上用5年生存率来表示癌症的治疗效果。对肿瘤患者来讲，生存超过5年以后再次出现复发或转移的机率就已经很低了，因此，5年生存率常常也代表着治愈率。现在我国诊治癌症的水平与国外大体相当。我们有理由相信癌症的治疗结果将来会更好。所以说癌症不再是不治之症。

不同部位的癌症治愈率有所差别，一般来说，表浅的癌症较深部脏器的癌症治愈率高，如女性乳腺癌、子宫颈癌、男性前列腺癌等治愈率高，而肺癌、胰腺癌等的治愈率相对较低。同一种癌症的早期与晚期的治愈率也不一样。早期乳腺癌、子宫颈癌、

男性前列腺癌等患者的 5 年生存率可达 90% 以上，显著高于晚期患者；即使是**预后**差的如肺癌、食管癌也同样是早期患者的生存率显著高于晚期。所以我们倡导早期发现、早期诊断、早期治疗。当有异常发现时应尽早去医院检查。现在不少医院开展了防癌普查服务，可定期去检查。

二、癌症不是急诊

著名的肿瘤学家吴桓兴教授不断的告诫我们癌症不是急诊，他的意思是不要一诊断癌症就仓促治疗，而是强调在治疗前应进行必要的检查，制订周密的治疗方案。因为癌症的首程治疗至关重要。首程治疗不当，往往很难补救。他形象地比喻为就像剪裁衣服一样，裁的不好，很难补救。当然，患者被诊断出癌症后必然很着急，但要沉着，进行必要的检查，有时需要多学科的会诊后再进行治疗。精心地战前准备是取得胜利的重要保障。

三、现代的肿瘤放射技术

放射治疗学发展虽然已有 100 余年的历史，但较医学发展史而言，其历史短，不为人们所熟知。作为一名放射治疗科的医生，我愿意介绍一下现代的放射治疗学。放射治疗主要用于治疗恶性肿瘤，是治疗恶性肿瘤的三大主要手段之一（即手术、放射治疗及药物治疗）。早期放射治疗是通过放射性同位素^{60}钴产生 γ 射线或由直线加速器产生高能 X 射线和电子线来完成，也叫二维放射治疗技术，照射范围只能产生不同大小的长方形和（或）正方形**照射野**。但肿瘤生长的范围并不规则，放射治疗在杀灭肿瘤的同时，大量的正常组织也受到损害，导致了相应的放疗并发症。同时，为了避免对正常组织及器官产生不能接受的并发症，有时不得不减少照射剂量，致使肿瘤局部控制率下降或照射治疗后肿瘤复发率增加。

由于影像技术及电子计算机的发展，放射治疗从二维走到三维及四维治疗技术，即三维适形放射治疗、调强放射治疗、影像引导下放射治疗及自适应放射治疗等。换句话说，更准确、更精确的照射，能更好地照射肿瘤、同时更少地照射周围正常组织，其结果是提高肿瘤的治愈率，降低对正常组织的副反应。这些新技术的优势在一些肿瘤的治疗方面表现突出，如头颈部癌、前列腺癌等等。同时，这些新技术带来的是要在治疗前作更多细致的工作，如先行 CT（或 PET-CT）定位，在 CT 图像的每一层面上勾画肿瘤及一些正常器官，要用计算机软件即治疗计划系统计算出最合适的方案，因而放射治疗准备的时间相对较常规放射治疗长。近年来，发展的立体定向放射治疗，对一些小的肿瘤能治愈而无显著的副反应，如早期非小细胞肺癌等。但应该指出的是，如同所有的治疗方法一样，放射治疗也有其局限性，它也不能治疗所有癌症，需要结合每种癌症的特点，联合手术、药物治疗等方法综合治疗进一步提高疗效。

面对癌症作战的现代策略

储大同，著名肿瘤内科学专家，主任医师，中国医学科学院肿瘤医院内科首席专家

一、癌症的发生发展规律

在我们每个人的身体里，实际上都存在着不同的突变细胞。一旦身体的免疫监视功能不能发现、攻击这些突变细胞的时候，它就会由一个变两个，两个变四个，四个变八个，呈指数级增长，在很短的时间内就能变成肿瘤。直径 1.5 厘米的一个球形结节就已含有 35 亿癌细胞（3.5×10^9）了。这时候就可以被螺旋 CT、核磁共振扫描、PET/CT 等先进的仪器发现了。大家想想 35 亿癌细胞是个很大的数量！一些患者来就诊时已是癌症晚期，肿瘤细胞的计数远远超过这个数量，甚至能按斤计，肿瘤细胞数长到 12 次方，人就牺牲了。我们平常治疗肿瘤怎么治？早期可以切除，争取治愈。但当肿瘤细胞数量到 11 次方时已经转移得到处都是，没有切除的机会了。这时就应该使用有效的全身治疗手段，如化疗、靶向治疗、生物免疫治疗等，把肿瘤细胞的数量杀到 10^9 数量级以下，再想法不让它抬头。如果原发肿瘤在肺，我们称之为肺癌，可能转移到肝脏，也可能转移到骨头、转移到脑部。但是这里应该走出一个误区，癌细胞转移到肝脏的时候不能叫肝癌，只能说是肺癌的肝转移，以此类推。转移到全身各处以后，癌细胞总数量达到 11、12 次方时那是非常晚期的，因此，我们特别强调，肿瘤要早期发现，早期治疗。

二、不要谈化疗就色变，你有机会重振免疫力

一旦到了晚期，是否就完全不能治愈，就只能放弃了？当然

不是！其实，得了肿瘤，打仗的战略设计非常重要！怎么掌握好治疗手段-肿瘤组织-机体免疫力的三点平衡是一个极其重要的方面。很多人一听化疗都谈虎色变，觉得不能做。实际上我们要分析，肿瘤能够抑制机体免疫功能，肿瘤发展得越严重越抑制免疫功能！反过来，免疫功能提高了也能抑制肿瘤。比如放疗和化疗，既能够攻击肿瘤，对自己的免疫功能也是打击。所以治疗中机体的免疫功能跟治疗手段、肿瘤之间是三点平衡的关系。你不能光看放、化疗对身体的伤害。肿瘤被消灭以后，肿瘤对免疫功能的抑制就自然而然解除了。而放、化疗结束后它们对免疫功能的伤害也立即解除。所以我们任何一位患者在治疗时一定要把三点平衡的关系分析好。手术作为重要的治疗手段把肿瘤的大本营切掉，肿瘤细胞的数量急剧下降，对免疫功能的抑制一下子就被解除了。这时候再用放疗、化疗，进一步消灭残存肿瘤，虽然对免疫功能可能造成一定程度的暂时性抑制，但把肿瘤消灭以后，使肿瘤细胞的数量更进一步减少，这样肿瘤对免疫力的抑制更进一步得到解放。细细掂量如果用各种手段把转移灶中癌细胞总数减少到 3.5×10^9 以下，身体是完全有机会恢复免疫功能的！

三、利用高科技时代优势与肿瘤长期和平共处

对癌症作战的现代战争是建立在常规武器和信息网络系统高度协同配合的战略设计之上的。即科学合理地将手术、化疗、放疗与生物靶向治疗、免疫治疗、中医药治疗等有机地结合，达到全歼肿瘤并长期压住肿瘤的发生细胞（干细胞），使其永不抬头。之所以很多人的晚期肿瘤被治愈，就是因为将肿瘤细胞数量消灭到35亿左右后，再通过各种手段压住肿瘤干细胞并将免疫功能恢复到患肿瘤之前的状态。这时候残留肿瘤细胞的数量和机体免疫功能实际上已经达成了一个新的平衡状态。而这种平衡状态，在分子靶向治疗的时代，你如果有能力、有信心去努力，在医生的帮助下是完全可以争取实现的。也就是说，到那时你的机体与肿瘤已经成了长期和平共

处的双方，而这种状态经过努力完全可能持续一辈子。

分子靶向治疗是近年来的新生事物。由于科学家们发现了很多癌基因能驱动肿瘤的生长，因此就把它们叫做驱动基因。可喜的是也有很多新药能针对这些基因起到抑制作用，有效率都能在 50%～70%，控制率都能达到 80%～95%，均远远超过化疗。目前临床常用的分子靶向药物也已经有十几种。即使没有驱动基因存在的肿瘤，用一些影响微环境的靶向药物把它们的信号传导通路阻断，也能配合化、放疗作战而大大提高它们的疗效。

国际上有资料显示有些老人去世时不是因为肿瘤死亡，而是因为糖尿病、心血管疾病等原因。但在做尸检时却发现这些老人中很多人患有乳腺癌、前列腺癌等恶性肿瘤，但他们并不是死于癌症，而是死于其他疾病，这些人体内的癌细胞恰恰处于 35 亿左右的数量。这说明什么问题呢？说明他们生前有能力长期与这些癌症抗衡，达到一辈子和平共处的目的。在当代高科技发展的分子靶向治疗时代，就更具有做到这点的物质基础了。展望未来，让谈癌色变即将变成历史吧。

防治肿瘤，从改变自己做起

唐平章，著名头颈肿瘤外科专家，主任医师，中国医学科学院肿瘤医院前院长

说起肿瘤，大家心里不免咯噔一下，说是"谈癌色变"恐怕也不为过吧。虽然目前对肿瘤的诊治水平已经有很大提高，总体上一半以上的恶性肿瘤患者能够被治愈，但离彻底攻克它还有很长的路要走。下面结合我个人 30 余年的临床经验，就肿瘤预防、诊治谈一些自己的看法。

肿瘤有恶性和良性之分，良性肿瘤一般不会对生命造成太大损害，恶性肿瘤也就是我们通常说的癌症。癌症是人体生长到一定时机体细胞发生转化引起的肿瘤，生长不受限制而且容易出现转移，即使治疗后也可能复发。癌症病因复杂，其发生有些协同因素，它们或单独引起或加速癌症的发生。这些因素包括烟酒刺激、电离辐射、不当的生活方式和饮食习惯等。预防癌症的第一步就是减少这些因素的刺激。如吸烟可引起口腔癌、喉癌、肺癌等多个脏器肿瘤，过量饮酒可引起口腔癌、下咽癌、食管癌等，而长期食用腌制食品和食管癌的发生关系密切。特别是大量烟酒刺激，临床上可见有的患者每天喝半斤到一斤酒，吸 1~2 包烟。下咽和食管黏膜在长期刺激下发生病变导致癌症的多点发生。电离辐射虽然普遍存在于我们生活当中，如医院的 X 线检查、CT、核素扫描、家庭装修中的不合格石材等，我们也基本上不会想到过多接触会对自身造成什么影响，但甲状腺癌、白血病的发生与它的确有明显关系，尤其是对胎儿、儿童影响最大。1986 年，前苏联切尔诺贝利核事故就是个例证，事故发生后的二十年间，

该地区周边儿童的甲状腺癌发生率升高了几十倍。还有不良的饮食习惯，如吃饭太快、经常吃烫得食物、偏食、不爱吃水果等，均会对上消化道黏膜产生不良影响。预防癌症，还要保持健康向上的生活态度，经常锻炼身体，培养乐观的心态。积极乐观的情绪可以调节因压力而分泌的皮质醇和肾上腺素等激素的水平，增强机体免疫力。而有积极乐观心态的人身心更健康，死于心血管疾病的机率更低，肺部功能也更健全。预防癌症，应当定期体检，做到早诊、早治。有些癌症也有一定遗传性和家族性，癌症患者的子女较普通人得癌的机率更大，因此应当定期**筛查**，发现后尽早处理，治疗效果也会比较理想。

如果已诊断明确是癌症，应当如何应对呢，有四点建议提供给大家：

首先，建议初次就诊患者应当在有肿瘤治疗经验的正规医院就诊，切莫病急乱投医。对肿瘤的初次治疗十分关键，但由于国内医疗条件地区差异较大，不规范治疗屡见不鲜，患者可能因此而遭受多次治疗的苦痛，疗效一次比一次差。此外，误信游医、偏方、小广告，这些常常含有"包治""不用手术、放化疗""即刻缓解痛苦""祖传秘方"等诱人宣传，经常散布于医院周围，不仅给上当者造成经济巨大损失，更重要的是贻误最佳治疗时机，早期变晚期，能治疗的变成不治之症。目前治疗肿瘤的主要方法包括手术、放疗、化疗、分子靶向治疗等，主要根据患者的个体状况，肿瘤的部位、类型、分期采用不同的治疗方法。如早期喉癌可采用单纯手术、单纯放疗或激光治疗的方法，而晚期喉癌应用手术和放疗相结合的综合治疗；绝大部分甲状腺癌可单纯手术治疗，无需放、化疗，如病变侵犯广泛时可在甲状腺全切除后行^{131}I核素治疗。不同肿瘤均有一定的诊治规范，我院的综合查房制度更加保证这些患者得到个体化、科学、合理和有效的治疗方案。综合查房制度是我院针对复杂、疑难或需要多学科共同讨论的病例，召集包括外科、放疗科、肿瘤内科、诊断科、病理科医师一起研讨确定治疗方案的查房制度，特别是针对像下咽癌、乳腺癌、肺癌等这些需要多学科综合治疗的病种，在查房过程中确定患者的肿瘤范围、手术切除范围、功能重建方法、放化疗时机等等，使得患者在开始治疗前就确定了完整的治疗方案。

其次，肿瘤患者治疗时应做好家庭内部计划，安排好人员和经济保障。治疗肿瘤时间短则一两周，长则数年，通常为 1~2 个月。治疗时应安排好家人进行照顾和护理，家人的陪伴和呵护也是对身心遭受癌症折磨患者的一种安慰。虽然说现在来看病不至于砸锅卖铁、出卖房子家当，全民医保也覆盖了中国 90% 以上的人口，但治疗肿瘤的费用在几千至数百万不等，诊断措施有廉、有贵，一些化疗药物每个疗程都在几万以上，对一个普通家庭也是一笔不小的花销，因癌致贫常有发生，所以应当根据患者家庭经济状况量力而行，不要影响家庭其他成员的基本生活保障，医生们也会根据患者家庭的实际情况制订相对合理的诊治方案。

再次，肿瘤患者治疗后应坚持定期复查，因为肿瘤治疗失败 50% 以上是因为复发引起，而复发多在治疗后的 5 年之内，部分复发患者还可通过治疗达到根治效果，因此建议治疗后 1~2 年内每 3 个月复查 1 次，2~5 年内每半年复查 1 次，5 年以上的患者每年复查一次，坚持严格的复查制度是提高治疗效果的另一保证。

最后，对于某些特定肿瘤，肿瘤患者应习惯和学会与瘤共存，调整心态，提高生活质量。临床表现最突出的是结节性甲状腺肿（良性），目前甲状腺肿瘤的发病率全世界都在升高，特别是结节性甲状腺肿，由于其生长缓慢，可以几年甚至几十年缓慢生长，对患者的生活及工作影响不大，而手术治疗又不易彻底切除，还存在复发可能，因此临床目前均建议观察，不必要手术。

患者应该调整心态，做到和肿瘤"和平共处"。另外，还有一些特殊类型的肿瘤，如腺样囊性癌，容易出现远处转移，也是生长缓慢，对放、化疗并不敏感，临床上尚没有行之有效的治疗措施，但肿瘤的发展非常缓慢，这段时间非常长，因此患者应当学会坦然面对，提高这段生活质量，千万不要自己吓唬自己。

总之，肿瘤的防治都要必须从改变自己做起，谚语说"自助者，天助之"也就是这个意思，不仅要保持乐观向上的心态，健康良好的生活方式，尽量节制烟酒等不良刺激，更要在患病后保持清醒的头脑，做好长期抗癌的准备，在正规的医院制订科学合理的治疗方案，并定期**随访**。相信这些措施一定能达到目前最好的治疗效果！

勇气创造奇迹　科学铸造明天

赵平，著名腹部肿瘤外科专家，主任医师，全国政协委员，中国医学科学院肿瘤医院前院长

刘晓林先生是一位优秀的教师，他培养的学生可谓桃李满天下。然而，这位受人爱戴的人却突遭横祸，使他陷入苦难之中。去年过生日，一杯酒下肚，刘晓林先生感到胃部灼痛。他的一个学生安排他去一家医院做检查，这位学生是这家医院的院长，为老师跑前跑后。做胃镜时发现老师的胃窦部有溃疡，**活检**病理证实是腺癌。尽管她没有告诉老师真相，刘晓林先生还是从那张苦笑的脸上发现了破绽。刘晓林先生偷偷从病例中看到那些可怕的字眼，犹如晴天霹雳，晕倒在医院。他不能相信自己得了癌症，他一生没有做过坏事，也没有休过一天病假，怎么会"突然得了癌症？"一定是医院搞错了。他又去了几家医院，医生们都说第一医院的诊断是准确的。刘老师顿时觉得世界马上陷入黑暗与恐怖之中。尽管家人苦苦相求、相劝，朋友送来的补品堆满房间，刘晓林先生还是惶惶不可终日，茶饭难进。他有时觉得如果不吃饭也许会饿死肿瘤，他整天抱着肿瘤书籍苦苦探寻，祈望找到治疗癌症的绝招。然而，他却始终没有听从医生的劝导去做手术治疗。表姐告诉他，"癌症一做手术就会扩散全身。你姐夫要是不做手术也不会死的那么快！"肿瘤医院门口有不少"热情的人"推荐治疗癌症的祖传秘方，他们许诺包管治好刘老师的病，还向他出示已经治愈癌症患者的心得体会。刘老师彻底迷茫了，在困惑中花掉几万块钱也没有觉得见效。有个得甲状腺癌的同学已经活了 5 年，在他的劝导下，刘晓林去青海的一个寺庙求助保

佑，据说不少癌症患者喝了那里的"圣水"后癌症消失了。折腾了几个月，有一天刘晓林发现大便呈柏油状，同时他感到心慌、气短，家人看他面色苍白，出冷汗，把他送进医院，送进手术室。手术中发现胃癌已经扩散，并转移到肝脏。最佳的治疗时机不幸被错过了。

导医的忠告：癌症的发病率受社会发展的影响在继续上升，尤其是人口老龄化和工业化进程导致癌症的新发人数与年俱增。当我们不幸患了癌症，重要的是不能被吓倒。癌症是可以治愈的，世界卫生组织提出40%的癌症通过早诊、早治可以治愈，可以长时间生存。因此，癌症不等同于死亡。刘老师如果得知患高血压、糖尿病，他不会面临天崩地裂的恐惧，更不会丧失理智乱投医。然而，值得注意的是现在癌症已经正式被列入慢性非传染性疾病的系列，说明许多人认为得了不治之症，被死亡的阴魂吓破了胆。美国发现在尸检时许多人患有癌症，生前没有症状或没有被诊断，说明即使身体内有肿瘤，与瘤共存也不是天方夜谭。癌症是恶魔，但是与其吓死，不如抗争求活。最近20年，恶性肿瘤的诊治有跨越式进步，放射治疗设备的进步使恶性肿瘤的放射更加精确和有效；放射治疗的治愈率不断提高。肿瘤内科治疗也努力规避化疗对于全身的副作用；靶向治疗的效果不断创造出惊人的奇迹。外科手术仍是肿瘤治疗的首选方案，外科对器官的人文保护使许多患者减少残疾和心理伤害。多学科的综合治疗使治疗的方案更加合理、更加有效。作为肿瘤专科医生，我们可以说许多肿瘤已经能够治愈。虽然，对于刚刚发现肿瘤的患者，医生常常按家属的意愿用善意的"谎言"掩饰病情真相；但是并不等于医生失去治愈的信心；我们的经验不仅已经可以让许多患者得到长期的生存，而且我们已经注意到关注肿瘤患者的生活质量。保留乳房的乳腺癌手术、保留肛门的直肠癌手术都已经在临床广泛应用。微创治疗也大大减少患者的创伤而达到治疗的效果。北京的抗癌乐园有上万名会员都是癌症患者，他们不仅一起抗争癌症，而且他们还组织文艺活动、体育锻炼改善身体机能，调节心理状态，使越来越多的肿瘤患者赢得生存，也享受了生存的质量。抗癌是一场没有硝烟的战争，争取活下去，能够赢取第二次生命的人就是英雄。勇气创造奇迹，科学铸造明天。

十二、名词解释

1. **备皮**：手术前将手术部位按要求剃除体毛及清洁局部皮肤，以减少术后感染的机会。

2. **肠道准备**：检查或治疗前需要做肠道的清洁准备工作。

3. **肠屏障功能**：是指肠道上皮具有分隔肠腔内物质，防止致病性物质侵入的功能。正常情况下肠道具有屏障作用，可有效地阻挡肠道内寄生菌及其毒素向肠腔外组织、器官移位，防止机体受内源性微生物及其毒素的侵害。肠道除消化吸收功能外，其功能完整的黏膜屏障可防止细菌入侵，也防止吸收毒素。

4. **常用抗心律失常药物**：有奎尼丁、普鲁卡因胺、普罗帕酮（心律平）、维拉帕米（异搏定）、普尼拉明（心可定）、阿替洛尔（氨酰心安）、氧烯洛尔（心得平）等。

5. **触诊**：医生用手指或触觉为患者进行体格检查的方法。

6. **电解质紊乱**：是指血液中的离子，如钾、钠、碳酸氢盐、钙、镁、磷、氯出现异常升高、降低或比例失衡。出现电解质紊乱后患者会出现一系列不适症状。

7. **放射性浓聚**：指病变部位摄取放射性药物高于正常组织。

8. **非实体肿瘤**：经影像学检查及触诊无法看到或扪及到的肿瘤，如白血病等。

9. **分子影像学**：是近年来出现的交叉学科，它将分子生物学和影像医学有机结合，在分子及细胞水平研究疾病的发生、发展、转归。

10. **芬太尼族**：包括芬太尼、阿芬太尼、苏芬太尼和瑞芬太尼等药物。

11. **辐射损伤**：指由电离辐射所致的急性、迟发性或慢性的机体组织损害。

12. **富含维生素 B$_{12}$的食物**：包括肉类食物，但植物性食品中基本不含维生素 B$_{12}$。

13. **富含维生素 B$_1$的食物**：有豆类、坚果类、芹菜、瘦肉、动物内脏、小米、大白菜、发酵食品等。

14. **富含维生素 B$_2$的食物**：有动物内脏、猪肉、小麦粉、大米、黄瓜、鳝鱼、鸡蛋、牛奶、豆类、油菜、菠菜、青蒜等。

15. **富含维生素 B$_6$的食物**：有鸡肉、鱼肉、牛肉、燕麦、小麦麸、麦芽、豌豆、大豆、花生、胡桃等。

16. **富含维生素 C 的食物**：主要是新鲜的蔬菜和水果，如西红柿、青菜、韭菜、菠菜、柿子椒、柑桔、橙子、柚子、红果、葡萄等。

17. **富含维生素 E 的食物**：有各种油料种子及植物油，如麦胚油、玉米油、花生油、芝麻油、豆类、粗粮等。

18. **富含维生素 K 的食物**：有牛肝、鱼肝油、蛋黄、乳酪、海藻、菠菜、甘蓝菜、莴苣、香菜、藕等。

19. **干性脱皮**：是指皮肤的轻度放疗反应，表现为受到照射部位的皮肤出现鳞屑样的表皮脱落，脱落处皮肤干燥，没有渗出。

20. **高蛋白、易消化和易吸收的食物**：主要包括巧克力、酸奶、蛋白粉、豆腐、鱼肉等食物。

21. **高危因素**：是指患某种疾病危险性高的因素，该因素与疾病的发生有一定的因果关系，当消除该因素时，疾病的发生机率也随之下降。

22. **根治性放射治疗**：能达到治愈肿瘤的目的，患者接受放射治疗后有希望获得长期生存的结果。

23. **功能影像学**：可以评估脏器某些功能的影像学检查手段，如 PET-CT 等。

24．**骨髓抑制**：是指骨髓中的血细胞前体的活性下降，导致外周血细胞数量减少，是化疗药物的常见毒副反应。实验室检查表现为白细胞减少、血红蛋白降低、血小板减少。

25．**过敏反应**：是指已免疫的机体在再次接受相同物质的刺激时所发生的反应。反应的特点是发作迅速、反应强烈、消退较快。表现为胸闷、心悸、呼吸困难、瘙痒、皮疹等。

26．**含钾食物**：含钾丰富的水果有草莓、柑橘、葡萄、柚子、西瓜、香蕉、番茄、硬柿、龙眼、香瓜、枣子、橙子、芒果等。含钾比较丰富的蔬菜有菠菜、山药、毛豆、苋菜、大葱等。

27．**含维生素 A 的食物**：有动物肝脏、奶、胡萝卜、西红柿、柿子、鸡蛋等。

28．**含纤维素食物**：蔬菜类食物富含纤维素，如笋、辣椒、蕨菜、菜花、菠菜、南瓜、白菜、油菜等。

29．**含锌食物**：食物中含锌较多的有牡蛎、胰脏、肝脏、血、瘦肉、蛋、粗粮、核桃、花生、西瓜子等。

30．**荷瘤小鼠**：就是被移植了肿瘤的小鼠，即肿瘤小鼠模型。

31．**活检**：活体组织检查简称"活检"，是指应诊断、治疗的需要，从患者体内切取、钳取或穿刺等取出病变组织，进行病理学检查的技术。

32．**基础代谢**：指人在安静状态下的代谢状态。

33．**假阳性**：指由于多种原因造成将阴性结果误判为阳性，而假阴性则是指将真正的阳性结果误判为阴性。临床上应用的任何技术都很难做到 100% 正确，故偶尔会有假阳性或假阴性的结果。

34．**假阴性**：某项检查的结果实际上应该是阳性的，但由于操作、仪器、个人身体特性等原因导致结果呈阴性。

35．**禁忌证**：指不适宜于采用某种诊断或治疗措施的疾病或状况。

36．**巨噬细胞集落刺激因子**：是一种促进人体造血细胞增殖和分化的细胞因子，具有刺激粒细胞、单核巨噬细胞成熟，促进成熟细胞向外周血释放，并能促进巨噬细胞及嗜酸性细胞的多种功能。临床主要用于预防和治疗肿瘤放疗或化疗后引起的白细胞减少症、预防白细胞减少可能潜在的感染并发症，以及促进因感染引起的中性粒细胞减少的加快恢复。

37．**开放性手术**：即传统的开刀手术，用刀从身体表面逐层切开，显露要手术的部位，通常伤口较大，创伤也较大，瘢痕大。开放性手术是相对于腔镜手术来讲，腔镜手术伤口相对要小很多，愈合也较快，损伤小。

38．**抗血小板聚集**：是指有抗血栓形成的作用。

39．**空腔脏器**：是指管腔状的器官，脏器内部含有大量空间，如胃、肠、膀胱、胆囊等。

40．**控释制剂**：是通过定时、定量、匀速地向外释放药物的一种剂型，它能使药物在血液中的浓度恒定，没有波动现象，从而更好地发挥疗效。

41．**淋巴结清扫术**：指切除某种恶性肿瘤易于发生转移或已经发生转移的某部位淋巴组织及周围的脂肪、神经、血管等组织的手术。

42．**咯血**：是指喉部、气管、支气管及肺实质出血，血液经咳嗽由口腔咯出的一种症状。

43．**弥散性血管内凝血（DIC）**：是指在某些致病因子作用下凝血因子和血小板被激活，大量可溶性促凝物质入血，从而引起一个以凝血功能失常为主要特征的病理过程（或病理综合征）。在微循环中形成大量微血栓，同时大量消耗凝血因子和血小板，继发性纤维蛋白溶解（纤溶）过程加强，导致出血、休克、器官功能障碍和贫血等临床表现的出现。

44．**免疫组化**：是应用免疫学基本原理——抗原抗体反应，即抗原与抗体特异性结合的原理，通过化学反应使标记抗体的显色剂（荧光素、酶、金属离子、同位素）显色来确定组织细胞内抗原（多肽和蛋白质），对其进行定位、定性及定量的研究，称为免疫组织化学技术。

45．**凝血功能**：人的血液有自动凝固的功能，如正常情况下人受到外伤导致出血时，血液会自动凝固而止血。而某些血液病患者，血液中的促进血液凝固的因子发生异常，可出现出血不能自止的情况。

46．**腔镜检查**：利用人体天然形成的通道或通过微小切口将特殊的腔镜器械导入人体内进行的检查，如膀胱镜检查、宫腔镜检查、腹腔镜检查等。

47．**乳糜漏**：颈清扫术后颈部负压引流量增多，颜色表现为乳白色液体。主要是颈段胸导管或右淋巴管破裂所致，以左侧多见。

48．**乳糜微粒**：脂类食物消化时形成外观混浊的一种白色或淡黄色混浊液，经肠道的乳糜管吸收，再由淋巴系统运送，经胸导管注入血循环。

49．**弱阿片类药物**：抗镇痛作用弱的阿片类药物，以可待因为代表。

50．**筛查**：是指通过询问、查体、实验室检查和影像学检查等方法对"健康人"针对某种或某些疾病有目的进行的检查，是早期发现癌症和癌前病变的重要途径。

51．**神经毒性**：通常是指药物的副作用。是指药物或治疗（如放射治疗）除了正常的治病作用外，对人体神经系统所带来的损伤。

52．**肾毒性**：临床表现轻重不一，轻度时可为蛋白尿和管型尿，继而可发生氮质血症、肾功能减退，严重时可出现急性肾衰和尿毒症等。肾毒性可为一过性，也可为永久性损伤。可导致肾毒性的常见药物有某些抗菌药、抗肿瘤药、解热镇痛抗炎药、麻醉药、碘化物造影剂、碳酸锂等。

53. **生化全套**：是指用生物或化学的方法来对人进行身体检查，生化全套检查内容包括：肝功能（总蛋白、白蛋白、球蛋白、胆红素、转氨酶）；血脂（总胆固醇、甘油三酯、高和低密度脂蛋白）；空腹血糖；肾功能（肌酐、尿素氮）；尿酸；乳酸脱氢酶；肌酸激酶等。

54. **生命体征**：是用来判断患者的病情轻重和危急程度的指征，主要包括有体温、脉搏、呼吸和血压，是维持生命基本征候，是机体内在活动的客观反应，是衡量机体状况的重要指标。

55. **生殖因素**：指月经初潮年龄、第一胎的生育年龄、未生育、产后未哺乳、月经周期短、绝经后雌激素水平高等。

56. **适应证**：指某一种药物或诊断治疗方法所能诊断治疗的疾病范围或疾病状态。

57. **随访**：指医生在对患者进行诊断或治疗后，对患者疾病发展状况、治疗后恢复情况等继续进行追踪观察所做的工作。

58. **听诊**：是医生用耳或听诊器来探听人体内自行发出的声音来判断是否正常的一种诊断方法。

59. **痛阈**：是指引起疼痛的最低刺激量。痛阈的高低因人而异，且受多种因素影响，比如年龄、性别、性格、心理状态以及致痛刺激的性质等。

60. **透皮给药**：是指将药物涂抹或敷贴于皮肤表面，并通过皮肤吸收药物的一种给药方法。

61. **望诊**：医生运用视觉，对人体以及排出物进行有目的地观察，以了解健康或疾病状态。

62. **围手术期**：是指从患者决定接受手术治疗开始，直至手术后基本康复的全过程，时间在术前5~7天至术后7~12天。

63. 胃肠道反应：本书中胃肠道反应多是指化疗药物常见副作用之一，主要表现为食欲减退、恶心、呕吐、腹胀、腹泻等。

64. 误吸：误吸字面上讲就是错误的吸入呼吸道。吸入物可以是液体、食物、异物等，如果手术，吸入物则是胃内容物，如胃液、食物等可因呕吐而被吸入呼吸道，造成呼吸道阻塞、吸入性肺炎，甚至窒息等严重后果。

65. 纤溶酶原激活物：是由血管内皮细胞合成、分泌、不断释放入血液一种单链糖蛋白，是凝血系统重要的监测指标。人体血液中组织纤溶酶原激活物正常值为 $0.3 \sim 0.5U/ml$（发色底物法）。其临床意义为：降低：提示纤溶活性降低。见于血栓前状态和血栓性疾病，如动脉血栓形成、深部静脉血栓形成、缺血性脑卒中等。升高：提示纤溶活性亢进，见于原发性和继发性纤溶亢进，如弥散性血管内凝血、急性早幼粒细胞白血病、肝病、冠心病、高脂血症、应激反应等。

66. 纤维蛋白溶解系统：血液凝固过程中形成的纤维蛋白被分解液化的过程称纤维蛋白溶解。纤维蛋白溶解的激活物（纤溶酶原和纤维蛋白溶解酶即纤溶酶）和抑制物以及纤溶的一系列酶促反应，总称为纤溶系统。

67. 血管内皮生长因子（VEGF）：是指一种能够刺激血管内皮细胞生长、形成新生血管的蛋白质。

68. 血生化检查：检测除血细胞外存在于血液中的各种离子、糖类、脂类、蛋白质以及各种酶、激素和机体的多种代谢产物的含量的检查。

69. 严重血液学毒性：是指药物对血液系统的毒性作用达到 IV 级（出现血红蛋白 $<6.5g/dl$、白细胞 $<1.0\times10^9/L$、中性粒细胞 $<0.5\times10^9/L$、血小板 $<25.0\times10^9/L$ 等改变）。

70. 眼睛的光反射：通常是指眼睛的瞳孔对光线刺激的一种反应。表现为光线强时，瞳孔缩小；光线暗时，瞳孔放大。

71. **药代动力学**：是定量研究药物在生物体内吸收、分布、代谢和排泄规律，并运用数学原理和方法阐述血药浓度随时间变化的规律的一门学科。

72. **要素饮食**：一种化学精制食物，含有全部人体所需的易于消化吸收的营养成分，包含游离氨基酸、单糖、主要脂肪酸、维生素、无机盐类和微量元素。主要特点：无需经过消化过程即可直接被肠道吸收和利用，为人体提供热能及营养。

73. **一过性失眠**：又称临时性失眠，是一种持续一段时间后可自行缓解的睡眠障碍。它不同于"失眠症"，多半是由心理上或精神上的原因引起，一旦消除了引起失眠的原因，就可以恢复至平日的睡眠状态。

74. **乙肝两对半**：是检查乙肝病毒感染的血清标志物。常用的乙型肝炎病毒免疫学标志物包括表面抗原、表面抗体、e 抗原和 e 抗体、乙肝核心抗体五项，因前四项为两对抗原和抗体，加上乙肝核心抗体，故称为两对半，又称为乙肝五项。其检查意义在于：检查是否感染乙肝及感染的具体情况。

75. **应激状态**：指人体在受到刺激之后作出的反应，以便适应这个刺激变化的环境。这时候的状态称应激状态。

76. **优质动物蛋白质**：动物性食物中含有优质蛋白质、铁、锌、维生素 B_2 等，但缺乏维生素 C，钙的含量也少。

77. **预后**：指预测疾病的可能病程和结局，只是医生们依据某种疾病的一般规律推断的一种可能性，这种可能性通常是指患者群体而不是个人。

78. **照射野**：在患者接受放疗前，医生会通过 CT 扫描进行病灶部位定位，通过电子计算机计算、规划后会在患者身体表面划定一个将要进行放射治疗的照射范围，这个被划定的区域就叫照射野。

79. **脂肪血**：大量脂肪进入血液形成乳糜微粒，使血液呈浑浊状，严重时血液似米汤样。又称为乳糜血。

80．**职业危险暴露**：指由于职业关系而暴露在某种危险因素中，从而有可能损害健康或危及生命的一种情况。

81．**中度有氧活动**：在运动过程中，人体吸入的氧气大体与需要的氧气相等，也称等张运动，如步行、慢跑、游泳、骑自行车、跳绳、上下楼梯、健身舞等。

82．**种植**：体腔内器官的恶性肿瘤侵及器官表面时，瘤细胞可以脱落，像播种一样种植在体腔内其他部位而形成的转移性肿瘤病灶。